北京市卫生系统高层次卫生技术人才培养项目

国医大师

孙光荣

『中和』思想与临证经验集萃

孙光荣　审

薛武更　编著

人民卫生出版社

图书在版编目（CIP）数据

国医大师孙光荣"中和"思想与临证经验集萃/薛武更编
著.—北京：人民卫生出版社，2017
ISBN 978-7-117-24926-3

Ⅰ.①国…　Ⅱ.①薛…　Ⅲ.①中医临床-经验-中国-
现代　Ⅳ.①R249.7

中国版本图书馆 CIP 数据核字（2017）第 190026 号

人卫智网	**www.ipmph.com**	医学教育、学术、考试、健康，
		购书智慧智能综合服务平台
人卫官网	**www.pmph.com**	人卫官方资讯发布平台

国医大师孙光荣"中和"思想与临证经验集萃

编　　著：薛武更
出版发行：人民卫生出版社（中继线 010-59780011）
地　　址：北京市朝阳区潘家园南里 19 号
邮　　编：100021
E - mail：pmph @ pmph.com
购书热线：010-59787592　010-59787584　010-65264830
印　　刷：北京铭成印刷有限公司
经　　销：新华书店
开　　本：710×1000　1/16　　印张：10
字　　数：154 千字
版　　次：2017 年 8 月第 1 版　2017 年 8 月第 1 版第 1 次印刷
标准书号：ISBN 978-7-117-24926-3/R·24927
定　　价：36.00 元

打击盗版举报电话：010-59787491　E-mail：WQ @ pmph.com
（凡属印装质量问题请与本社市场营销中心联系退换）

内容提要

　　本书主要从"中和"思想、"中和"辨证、"中和"用药、"中和"组方及常见病诊治经验等方面,向读者全面介绍了国医大师孙光荣"中和"学术思想,及其融丹溪、东垣两家之长而形成的"调气血,平升降,衡出入"诊疗特色,以及由经方化裁而来的三联药组的组方特点,具有较强的临床实用价值,值得临床中医师学习使用。

序 言

众所周知,名老中医是将中医药学经典理论和前人经验与医学实践相结合而致力于解决临床疑难问题的典范,代表着当前中医学术和临床发展的最高水平,是当代中医临床学术发展的杰出代表。国医大师孙光荣教授幼承庭训,继拜名师,熟谙经典,博采众长,是我国著名的中医临床学家、中医文献学家和教育家,是"中和"医派的创始人。执业中医临床58年,提出了"中和思想·中和辨治·中和组方"的思路,用药追求"清、平、轻、灵",擅长治疗中医内科、妇科、儿科等疑难杂病,是一位业界公认的在德、学、才、识方面,求实、求真、求精的"明医"。

2011年,在"北京市市级老中医药专家学术经验继承"和"北京市第四批师承双百工程"项目实施之初,年逾七旬的孙老不畏艰辛接受了北京市中医管理局的派遣,担任了"孙光荣老中医社区服务示范点"的指导专家,方庄社区卫生服务中心的薛武更医师成为了孙老的学术继承人之一。在带徒期间,孙老理论与临床并重,循循善诱、言传身教,按"明志、明德、明理、明术、明法、明业"之"六明"的标准,严格要求和培养学术继承人。北京市中医管理局主管的这一项目,就是要使名老中医学术思想在社区落地开花,为基层培养优秀的中医人才,扩大中医药在基层的影响力,为"强基层"做出直接贡献并探索出新思路。实践证明,此项目能够为基层培养中医人才,立足社区,更好地为辖区居民的健康承担"守门人"的角色。

名老中医的学术思想和临证经验是中医药学术特点的集中体现。整理、总结、继承名老中医学术思想和临证经验,是年轻中医师成长的优先路径。在孙老的精心指导下,其学术继承人薛武更医师务实临床、勤于思考、努力进取,不断整理和总结老师的学术经验,集而成此书。《国医大师孙光荣"中和"思想与临证经验集萃》一书,从学术理论到临床实践、从临证思路到处方用药,较为系统地介绍了孙老的中和学术思想和临证经验,反映了孙老的临床特色和诊治水平,体现了一代"明医"的学术风采,对广大中医从业者和中医爱好者都具有较强的临床实用价值和参考价值。

《国医大师孙光荣"中和"思想与临证经验集萃》的付梓,一方面是学术继承人整理总结孙老学术经验的结晶,另一方面也是名老中医在"强基层"方面的贡献和成果。

欣逢中医药事业发展之盛世佳期,喜见中医药学术之承先启后,爱为之序。

北京市中医管理局局长
中华中医药学会副会长

2016年9月10日 于北京

自　序

2011年8月，在"第四批北京市市级老中医药专家学术经验继承拜师大会"上，笔者有幸拜孙光荣教授为师。学习期间，恩师悉心指点、谆谆教诲，或在讲堂之上引经据典、系统阐释，或在门诊之时只言片语、画龙点睛，将其学术经验倾囊相授。恩师医道高深，对疑难病症的诊治每获奇效，对经典方剂的化裁灵活多变，常使弟子有茅塞顿开、如沐春风之感。

恩师融合丹溪、东垣两家之长，首倡"中和"学术思想，重视对人体正气的保护，辨证论治强调"护正防邪，存正抑邪，扶正祛邪"。恩师依据"中和"思想，创立了系列行之有效的三联药组，形成具有特色的中和组方，提出"中和思想—中和辨证—中和组方"的思路，形成了"调气血、平升降、衡出入"的诊疗思想，用药"清、平、轻、灵"，创造了经方化裁应用新模式，形成了系列经验方，疗效确切，受到广大患者的尊敬和欢迎。

在恩师指导下，笔者不断领会其学术思想，积累其临证经验，日积月累，幸有小成。书中一部分内容，恩师在平时讲座或学术会议上已公开发表，本书予以收录，使恩师学术经验得以系统化地展现给广大读者。全书共分六章，相对系统地介绍了恩师的成长历程、学术体系、用药处方思路和部分临证经验。

从本书的体例制定、内容筛选到最终定稿，恩师全程予以高度关注和精心指导，可以说本书的编写也凝聚着恩师的心血。北京市中医管理局屠志涛局长在百忙之中为本书作序，在此表示衷心感谢！在本书的编写过程中，得到"国家中医药管理局全国名老中医药专家孙光荣传承工作室"及北京市丰台区方庄社区卫生服务中心领导的大力支持和帮助,对此深表感谢!在本书编写过程中,参考了不少同行的著作,主要参考资料已列于书后,对其作者一并致谢!

　　由于笔者水平所限,对恩师学术经验的理解和整理有所不足,尚有待在今后的学习和工作中不断予以充实,望广大读者批评指正。

薛武更

2016年 8 月

目　录

第一章　名医之路

　　孙光荣，男，1940年11月生，湖南浏阳人，祖籍安徽庐江，字知真，号天剑。第二届"国医大师"，教授，研究员，主任医师，是我国著名中医临床学家和中医文献学家，享受国务院政府特殊津贴的有突出贡献专家。1958年至今执业中医临床59年。原任湖南省中医药研究院文献信息研究所所长，湖南省政协委员会常委。现任北京中医药大学中医药文化研究院院长、世中联（北京）远程教育科技发展中心主席；受聘国家中医药管理局改革发展咨询专家委员会委员，中医药文化建设与科学普及委员会委员，中医药继续教育委员会委员，中华中医药学会学术委员会副主任委员、常务理事、文化分会学术顾问、继教分会第一任主任委员，全国优秀中医临床人才研修项目培训班班主任，全国第五批、北京市第四批老中医药专家学术经验继承工作指导老师，全国名老中医药专家孙光荣传承工作室建设专家，北京市第四批师承双百工程——孙光荣老中医社区服务示范点指导专家，北京中医药大学共建中西医结合三级医院和平里医院名老中医工作室建设专家，北京同仁堂中医大师工作室顾问。他主持和参与国家级及省部级等各类课题10余项，出版学术著作20多部，发表论文150余篇。先后获得国家自学成才奖章，国家中医药管理局中医药科技进步奖二等奖1项，中华中医药学会科技进步奖二等奖1项，省级科技进步奖一等奖1项，首届中华中医药学会中医药科学普及著作一等奖1项。

　　孙老幼承庭训，继拜名师，深研经典，博采众长，德业双馨。他临床上，倡"中和"学术思想，融合丹溪、东垣两家之长，形成了"调气血、平升降、衡出入"的诊疗思想，创造经方化裁应用模式，形成孙光荣系列经验方。其"安神定志汤"已提供给"神十"航天员。在中医文献研究方面，他发掘了《中藏经》脏腑辨证八纲，著有《中藏经校注》《中藏经语译》《中国历代名医名术》等重要著作；在中医药文化研究方面，提炼了"以人为本、效法自然、和谐平衡、济世活人"的核心理念及"德业双修、精诚专一、淡泊名利、大医精诚"的行为准则；在中医养生保健方面，提出了"合则安"的养生总则，"上善、中和、下畅"的养生要诀及"是非审之于己、毁誉听之于人、得失安之于数"的养心要领；在中医药教育方面，他研究、创立中医药现代远程教育的模式、课件，并研制大纲，提出中医药继续教育是构建中医药终身教育体系的主体，是适合行业需求的主要教育方式，其重心是培养中医药合格人才，关键是要培养新一代名中医，而"读经典、多临床、跟名师"是重要的传承方法；"十五"以来，他还承担并完成了国家科技攻关和支撑计划项目"名老中医学术思想、经验传承研究"的综合信息库和典型医案研究课题，执行主编了《当代名老中医典型医案》，主导了"名老中医综合信息库"研究。

"问渠哪得清如许，为有源头活水来。"孙老取得的令人瞩目的可喜业绩，并非无源之水、无本之木。这与孙老幼承庭训，继拜名师，勤求博采、坚韧不拔是分不开的。

"授人以'鱼'，不如授人以'渔'"。师承亦如此，承师之"鱼"，更要承师之"渔"。孙老的学术观点、临证经验，均体现在孙老的成才经历和成才之道中。

幼承庭训，名师授受

孙老出身于书香门第，"为善最乐，读书便佳"这两句话是孙老父亲在世时多年使用的大门联。孙老幼承庭训，一是儒学，二是医学。家教极其严格，传承极其正统。从小就接受"修身、齐家、治国、平天下"的传统儒家思想的志向教育，5岁启蒙时，就聆听父亲以曾国藩家书为蓝本的训导："第一要有志，第二要有识，第三要有恒。有志则断不甘下流；有识则知学问无尽；有恒则断无不成之事"；"做医生首先要有菩萨心肠，救死扶伤是医生的本分。先立德，而后才可出则为良相，入则为良医"。孙老父亲遗留的家训是"俭以养廉，勤以补拙，躬以持身，恕以待人。"孙老的父亲和母亲一生为人谦和、善良、勤俭，父母的以身作则也使孙老耳濡目染，无形之中受到了良好教育。家庭的传统教育为孙老立下了为人的规矩、处世的准则。

孙老同时又是出身于中医世家，是孙氏家传中医第九代传人，启蒙老师是其父——名老中医孙佛生。孙老的父亲孙佛生，人称"佛老"，是著名中医，通文、史、哲，精研天文地理，擅长诗词歌赋、书法、音律。其医德高尚，医术精湛，深受患者广泛好评和爱戴。佛老行医，崇尚"丹溪学派"，几乎均以"大熟地"为处方之首药。孙老自5岁开始就在其父亲的指导下背诵中医四小经典《药性赋》《医学三字经》《濒湖脉诀》《汤头歌诀》等。10岁时，孙光荣正式拜其父为师，开始系统地学习中医。至1966年佛老去世前，孙老在父亲的指导下，已完成了对《伤寒论》《金匮要略》《黄帝内经》《神农本草经》《医方集解》的记诵学习，并研习针灸学，基本掌握了常见病的针灸与推拿技术。严格的家传教育，使孙老有了坚实的"童子功"，给之后的中医学习和临床生涯奠定了良好的基础，可以说是至为关键。

孙老在拜父亲为师，举行拜师仪式时，父亲告诫，虽然医术的修养在今后，但医德的修养却必须在今天就迈开第一步。从此，要怀仁人之心行医，以慈悲之心行医，不能私收病人的钱物。那时候虽然懵懂，但孙老还是按照父亲的要求立誓了，从那时到现在，孙老从没有收过病人的红包和礼物，因不私收病人礼是"家规"和"铁律"。孙老不仅拒收病人礼物，还对许多病人关怀倍加。如2012年的一天，一位母亲带着不到10岁患有抑郁症的女儿从南京乘火车赶来找孙老诊治。她们到门诊时已经快十点了，因为要从车站往门诊赶，所以二人还没吃早饭。进诊室的时候，小女孩对后面的母亲喊道："快点，快点，我还没吃饭呢，快饿死了。"孙老听闻后，和蔼地问小女孩想吃什么。小女孩说她就想吃泡面。孙老马上给自己的司机打电话，要他买两桶泡面和两个鸡蛋送到门诊，并亲自为小女孩泡面，待她吃完后再看病。在一旁的母亲感动得不知说什么好，只是连声道谢。

然人生多艰，世事多变，命运并没有赐予孙老一帆风顺。1958年高中毕业时，家境的贫寒无情地击碎了他的大学梦。先是为家庭生计而任教，几年后又被下放接受贫下中农再教育。1974年，孙老被吸收为湖南省浏阳县柏嘉公社医院医师，即"赤脚医生"。柏嘉公社领导指定柏嘉公社医院易中林院长带教。在6个月的强化培训中，他跟随易中林院长走村串户，虚心求教，迅速掌握了常用的西医知识与技能。

1978年，为了解决中医后继乏人的问题，卫生部决定在全国开展选拔中医师的统一考试。1979年秋,孙老报名参加湖南省的选拔考试,结果以全县第二名成绩录取(第一名因有严重残障而被淘汰,他就顺序成为第一名上报)。经过严格面试,李聪甫老教授亲自挑选和湖南省中医药研究所政工科审核,上报省卫生厅批准,孙老被录取到湖南省中医药研究所,分配到理论研究室。1980年3月5日,孙老正式担任李聪甫李老的助手兼徒弟,并兼任理论研究室学术秘书。从此,由文献理论研究到临床研究,孙老师承李老七年半,真传授受,师徒情深。

李聪甫,1905年生,湖北省黄梅县人,著名湖湘流派中医学家,研究员。1925年始独立开业行医,长于内、妇、儿科。新中国成立后,曾任原湖南省立中医医院院长、原湖南省中医进修学校校长、原湖南省中医药研究所所长、原湖南中医学院副院长、湖南省中医药研究院名誉院长等职,被聘为原中央卫生部医学科学委员会委员,被选为中华全国中医学会常务理事,湖南省中医药学会会长、名誉会长、顾问组长等职。李老长期致力于中医药理论与实践工作,崇尚"东垣学派",多年从事脾胃理论的研究与探索,潜心于《内经》和《脾胃论》的研究,提倡"形神学说为指导、脾胃学说为枢纽"的整体论,并结合临床,确立了"益脾胃、和脏腑、通经络、行气血、保津液,以至平衡阴阳"的治疗大法,独开当代脾胃学派之先声。李老临床,精于辨证,重视脾胃,药少量小。常对当时年轻的孙老讲,中药药量要尽可能小,不仅减轻病人负担,而且节省药材资源。孙老曾说,在跟李老之前,他的药量都比较大。师从李老之后,曾因此挨过李老的训。在李老潜移默化的影响下,孙老处方的药量逐渐变小,如黄芪一般用10~12g,用15g已经算是重用了。虽然药量不大,但临床疗效依然卓著。通过跟随李聪甫老先生临证,并研习东垣之学,孙老深有所得,并加以发展。这体现在孙老临证时十分重视对中焦脾胃的调治,辨证、立法、处方、用药均注重胃气的情况,以胃气为本;体现在诊脉、望色时评估胃气的状态;体现在用药力求平和,常告诫我们要细细体会"王道无近功"的含义,临床用药忌用"霸道",不可滥伐无过,要谨遵"宁可再剂,不可过剂"的原则,勿伤胃气;体现在创立乌贼骨、西砂仁、鸡内金三联药组以激发、恢复胃气。孙老使用补中益气汤时,用其法而不泥其药,升提以生黄芪为主,很少与柴胡、升麻同用以竟其功。

　　孙老在协助李老整理医案，临床应诊，开展科研的工作中，尊师从命，善悟师意，忠其师长，承师之所长，发师之所无。只要是李老有新思想、新见解，孙老师都能即时系统整理，集腋成裘，笔至文成，不分昼夜，其效甚速。期间，连续发表论文28篇，出版专著5部。在李老指导下，孙老具体承担了国家中医药管理局重点科研课题——"《中藏经》整理研究"工作，总结了《中藏经》脏腑八纲辨证，探究了《中藏经》断生死、判顺逆的规律以及处方用药特点，有史以来首次揭开了《中藏经》千古之谜。

坚韧不拔，勤求博采

　　孙老成就的取得，与其高度敬业、勤奋善学是分不开的。孙老学贯古今、满腹经纶，他的真才实学除了来自家学渊源外，还与他的勤勉不懈有关，他把所有能够挤出来的时间都用来学习、工作。在孙老长子孙文正的记忆里，"爸爸无论在车上、在饭桌上、在飞机上、在厕所里，在每一个空隙，总是手不释卷，利用一切时间学习。每次从北京回家，放下行李就打开电脑，看邮件、写文章、改稿子，一坐就是五六个小时，事情没做完绝不睡觉"。孙老曾获得了全国自学成才奖章，在中医教学和内科、妇科、脑病、疑难杂症的诊疗等方面都有极深的造诣，深得全国中医界元老如吕炳奎、李聪甫、刘炳凡、欧阳锜等前辈的衷心赞赏。刘炳凡曾题诗"注经至深夜，屡见启明东；高堂每切呼，充耳如失聪"。正是这种忘我工作的精神，"中医界的拼命三郎"才能取得令人瞩目的成就。

　　在1958年前后到1980年之前，孙老遭受了辍学、下放、丧父、政治打压等一系列不幸。但孙老没有沉沦，没有怨天尤人，而是坚韧不拔，更加勤奋，边教书，边行医，学习中医理论的同时，也进行临床实践，许多宝贵的临床经验和学术观点就是在那段时间积累和萌芽的。如特发性血小板减少性紫癜所致的血小板降低的治疗，紫草、芡实，或再与生薏米合用，以升血小板，就是在那期间探索的经验；"断生死"的技能就是在那期间孙老潜心领悟《内经》《中藏经》中的相关论述并验之于临床而得。如1968年，某青年女性产后百日，一直"病快快的"。孙老为其把脉，是"屋漏"脉，且其"人中"已经平满，脚踝肿得已经平了。他认为此为"骨痿","骨绝……足膝后平者,五日死"。后来,患者果真在孙老出诊后的第五天晚上去世了。孙老用医术服务广大群众,"有多少起死回生的事例,救活了多少濒临绝境的危重病人无法统计"。如1972年夏,湖南省长沙县某女产后第二天中午起发高烧,到太阳落山的时候就发狂,掀开被单就往外跑,几个人才压得住,胡言乱语,水米不进。孙老在病人家属带领下连夜过河,走进"月婆房"时,闻到一股强烈的血腥气,病人面色紫红,嘴唇发干,烦躁不安,汗出如浆,双手压着小腹,痛得大喊大叫而又声嘶力竭。孙老立即施以家传的补、泻两种推拿手法,不到10分钟,病人安静了一些,诊其脉细数,察其舌绛而黯,苔少。孙老认为此乃恶露不净,子宫蓄血,败血瘀阻于下而上攻于心,发而为狂。法当调升降、逐瘀血、安心神。立即开方煎药,病人第一次药后到下半夜就睡着了。天亮前,热退,起床解了一次大便,而且阴道流出许多瘀血,没有喊叫了,随即又服第二次,又睡着了。次日,再服了一剂就"平安无事了"。再如1973年,修建"三线建设"战备工程枝柳铁路,孙老奉命负责所在连的卫生工作。他调查当地的气候、地理等环境之后,意识到有暴发流感的可能。于是,率4名战士进山7天,采集了大量蒲公英、板蓝根、金银花、野菊花等,就用大锅将这些"本草"加上一些红枣、生姜等,煎成大桶大桶的"凉茶"。每天出发前和收队后,从连长、指导员开始,每个人都喝1碗,还利用晚上的时间集中讲授预防疾病知识,这样坚持了大约1个月。不久,果然流感爆发,许多连队几乎有一半的人不能工作,而孙老所在的连队却因预防及时,达到百分之百的出勤率,士气高昂。孙老因此获得"人民的好医生"光荣称号。

通过刻苦奋进的自学,孙老攻读了一系列的中医经典名著,领悟了治学之道。他说,自学要依据"国家和人民的需要""自己的志趣"和"较早较好的起点"来确定方向,必须靠"强烈的事业心""顽强的务实劲"来长期坚持。治学的秘诀和自学的收获,为他以后的系统学习和从事科研打下了坚实的基础。

孙老成就的取得,与其勤研经典是分不开的。孙老经常教导学生要在背诵经典原文的基础上,选择一部跟自己专业相关、感兴趣的经典医籍,如《中藏经》《医宗金鉴》《医方集解》《石室秘录》《针灸大成》《银海精微》等,选一本即可,不要多。通过自己的通读、摘要、批注、参校,把这本书读通了、读化了,这就叫作"精通一经,专攻一门",其他的可触类旁通,并要涉及诸子百家。孙老强调把经典理论原则和各个学派的学术经验化为己有,发皇古义,融会新知,要从源头上继承创新,将中医的"基因"即中医的"魂"薪火传承下来。临床实践时,要将临床上的难点、疑点、亮点(思维的火花)随时记录,常读几本案头书,时间长了就会悟到许多道理。

在诸多经典中,孙老对"璀璨之明珠,医家之宝典"的《中藏经》进行了系统、深入地整理和挖掘,对其中的学术经验进行了进一步的解读,并应用于临床。他认为"《中藏经》以脏腑脉证为中心,广搜而精选《内经》《难经》以及上古医籍之中论阴阳、析寒热、分虚实、辨脏腑、言脉证之理,揆诸大旨而融会贯通,条分缕析且发挥蕴奥,最早形成以脉证为中心之脏腑辨证学说,奠定脏腑辨证理论之基础,为中医明经正道,厥功甚伟。所蕴含之学术思想确实全面、完整、系统、精辟,可谓上继古典,下启新派,是为千古之密。"孙老根据《中藏经》"形证脉气"确立诊断思想,创立"寒热虚实生死逆顺"脏腑辨证八纲,并把脏腑辨证八纲充实到自己临证20元素之中;根据《中藏经》"从顺其宜"思想,确立了自己"从顺其宜"临床药物治疗、心理治疗、食疗和养生原则;根据《中藏经》关于疾病死证的描述,充实了自己"断生死"的临床经验。

孙老跟随李老之前,受父亲丹溪学派思想影响较深,跟师李老之后,李老又是东垣学派思想。孙老曾说,我经历了很长时间,才转到李老的思路上。我父亲和李老的临床思想对我的影响都很深,这两派学说经常在我脑子里挥之不去,我于是就想怎样融合两家学派之长。孙老通过跟随其父亲和李老临证,深研丹溪、东垣的著作,并上溯经典,结合《内经》对气机失调的论述,终有所悟。《素问·六微旨大论》对气的升降出入作了精辟的论述:"气之升降,天地之更用也。……升已而降,降者谓天;降已而升,升者谓地。天气下降,气流于地;地气上升,气腾于天。故高下相召,升降相因,而变作矣。""出入废则神机化灭,升降息则气立孤危。故非出入,则无以生长壮老已;非升降,则无以生长化收藏。是以升降出入,无器不有。故器者生化之宇,器散则分之,生化息矣。故无不出入,无不升降,化有小大,期有近远,四者之有而贵常守,反常则灾害至矣。"孙老认为,《素问·六微旨大论》通篇都对天地之气的升降出入加以论述,而单言气者,乃阴阳之气。并吸取《石室秘录·论阴阳》中"人身之阴阳,其最大者,无过气血"的观点,认为应之于人体,阴阳即气血也。因此,孙老十分重视对气血的调治,重视平衡气血升降出入,逐渐形成了"调气血、平升降、衡出入"的学术观点。

孙老在当年参与编纂方剂大辞典时,深感方剂众多,于是就思考如何在前人方剂的基础上,更灵活地组方用药。经过长期临床摸索,孙老提出了以治法来组成"君臣佐使",进一步依据治法来组成"三联药组",数个三联药组灵活加减组成方剂。并且运用这种方法可以灵活化裁经方,为我所用。这样用之于临床就比较灵活。怎么才能做到这一步呢? 孙老认为,作为中医,背诵经典和汤头歌诀是基本功,没有这种"垫底"的功夫是不行的。但是,疾病和证候是千变万化的,中医辨证论治的精髓就是因人、因时、因地制宜,大部分的"汤头"必须了然于胸中,但又要化裁于笔下。遇疑难杂症,当先察阴阳气血升降出入,确立治疗法则,可以"正治",也可以"反治"。比如,气、血、痰、湿、食等所致的积聚、癥瘕、痞块等多种疑难杂症,不能仅单纯活血化瘀,那是缘木求鱼,而要运用《素问·至真要大论》所言坚者削之、结者散之等大法。所以,要做到"心中有大法,笔下无死方"。

除了师承授受、勤研经典之外,孙老还注重博采众家之长,学习前辈、同辈的宝贵经验。如他从国医大师任继学教授用骨碎补、生车前子、炒车前子、生山楂、炒山楂组成复方治疗结肠炎有奇效的经验中领悟到车前子、山楂的生炒并用的原理,并推而广之,创新性地继承应用名老中医的用药经验;国医大师李玉奇教授,将具有舌质深红、舌体上有一个朝里的、U字形的、紫色的光带舌象称为"红绛亮带舌"。通过长期的临床观察,李玉奇教授发现"红绛亮带舌"是重度萎缩性胃炎的典型舌象,而"猪腰舌"是癌变前兆的典型舌象。但孙老通过对此两种舌象进行仔细比较后,领悟到"红绛亮带舌"和"猪腰舌"都具有舌质深红偏黯、舌面无苔光滑如镜、舌根无神这三个共同的特点,推而广之,就可以继承、运用和发展名老中医的舌诊经验;国医大师张琪教授,把血府逐瘀汤广泛用于冠心病、心肺功能障碍、脑外综合征、消化道各部瘀血、妇科瘀血等,孙老通过自己的体悟,领会到上述病症都具有瘀血内阻、经脉不通的共同病机,通过领悟到运用血府逐瘀汤的原则和要点,就可以推而广之,继承名老中医化裁古方用于异病同治的经验。孙老博采众长、为我所用的学习精神,也给后学指明了一条通往医学顶峰的捷径。

第二章 中和思想

"中和思想"→"中和辨证"→"中和组方",是孙老临床辨治的学术系统。孙老指出,这一体系的关键是认同"中和思想"为临证之指导思想,把握"中和辨证"的元素与要领,运用"中和组方"的思路与方法。中医"中和思想",是融入儒家"贵中尚和"理念的中医临证指导思想。

一、"中和"的渊源

"中和"观是我国古代重要的哲学思想之一,是重要的宇宙观和方法论。"中和"观在我国历史文化上源远流长。早在殷商时期即有肇端。西周末期,史伯曾说:"夫和实生物,同则不继。以他平他谓之和,故能丰长而物归之。若以同稗同尽乃弃矣。"(《国语·郑语》),首次阐述了"和"的哲学含义——"以他平他",是以一个方面去平衡协调另一个不同的方面,使对立的差异双方处于一种平衡协调的统一关系。事物的本质和根本法则就是"和",即事物相反相成、对立统一的状态。之后的晏子在与齐昭公对话时,以厨师和羹与乐师操琴的双重比喻反复论证了国家政治中"和"与"同"的区别,指出"据亦同也,焉得为和?"(《左传·昭公二十年》)。春秋时期的老子认为"万物负阴而抱阳,冲气以为和"(《道德经》),指出了宇宙万物只有"和",才能保证其自身的存在和发展,"和"的前提和内在动力是阴阳的冲和之气。《易经》哲学的主要倾向是强调阴阳两仪的统一性,主张对立面的协调与和谐,揭示"山泽通气""天地交合""水火不相射"的特性,宣称"保合太和,乃利贞"(《象传·乾》)。孔子从道德方面论述了"和"的范畴,他极力主张"和为贵"(《论语·学而》),提出"君子和而不同,小人同而不和"(《论语·子路》)。《论语·先进》中记载,子贡问:"师与商也孰贤?"子曰:"师也过,商也不及。"曰:

"然则师愈与?"子曰:"过犹不及。"在孔子看来,过犹不及,都没达到最好。只有恰恰好的时候,"中"的位置,才是最好的。这段话是要求行为恰如其分,恰到好处。《中庸》对"中和"给予了明确的解释和评价:"喜怒哀乐之未发,谓之中。发而皆中节,谓之和。中也者,天下之大本也。和也者,天下之达道也。致中和,天地位焉,万物育焉"(《礼记·中庸》)。它把"中"与"和"结合起来,提出了"中和"这一概念,认为中和是至善至美的道德。从此之后,"中和"便作为一个完整的概念沿用下来,这在人类认识史上是一大贡献。《礼记·中庸》又说,"子曰:天下国家可均也,爵禄可辞也,白刃可蹈也,中庸不可能也。""君子之中庸也,君子而时中。""执其两端,用其中于民,其斯以为舜乎?"表明了中庸不是平均,中庸是要时时刻刻把握事物的"度",避免"过"与"不及"。因为中庸是个动态的"度",随情况的变化而变化,所以不容易把握。"名曰'中庸'者,以其记中和之为用也"(唐·孔颖达《礼记正义》引东汉郑氏注),这条古注最简明地解释了中和与中庸的关系。称为"中庸",是因为它表述了中和思想的具体运用。

孟子、荀子进一步阐发了子思的学说,后继的历代学者如汉之徐干,宋明之二程、朱熹等,也不断挖掘、丰富中庸理论的哲学内涵,从而使之成为儒家学说的辩证思维理论,成为中华传统文化和谐精神的主要支柱。

虽然,"中和"观更多情况下是为儒家伦理道德价值体系服务的,但我们可以撇去这层外衣,而直视其哲学内涵,即"中"围绕着"不偏不倚""无过不及"的事物最佳结构,"和"则侧重于由这种"中"的最佳结构而来的事物要素间与事物和事物之间所形成的一种协调和谐关系和状态。简言之,"中"即把握事物的"度";"和"即使事物达到协调统一的状态。

二、"中和"观在中医学中的应用

从古代文献记载来看,"中和"观念渗入到自然和社会的各个领域,中医学也不例外;但中医学对"和"的内涵又有所发展。

1."天人一体"观

"人生于地,悬命于天,天地合气,命之曰人。""人以天地之气生,四时之法成。"(《素问·宝命全形论》)"人者,上禀天,下委地。"(《中藏经·人法于天地论》)人是自然界的产物,因此,自然界的阴阳消长运动,影响着人体阴阳之气的盛衰,人体必须适应大自然的阴阳消长变化,才能维持生命活动。"天地顺则人气泰,天地逆则人气否。"(《中藏经·人法于天地论》)"天食人以五气,地食人以五味。"(《素问·六节藏象论》)"人者,成于天地,败于阴阳也,由五行逆从而生。"(《中藏经·生成论》)人类必须依赖于自然界才能生存,所以人应当与自然界保持和谐的状态,才能使生命得以延续,疾病少发生或不发生。正如《中藏经·阴阳大要调神论》所说"阴阳盛衰,各在其时,更始更末,无有休息,人能从之亦智也"。如果不能适应自然界的这种变化,就会引起疾病的发生,甚至危及生命。"阴阳四时者,万物之终始也,死生之本也。逆之则灾害生,从之则苛疾不起。"(《素问·四气调神大论》)"人有百病,病有百候,候有百变,皆天地阴阳逆从而生。"(《中藏经·人法于天地论》)所以《内经》主张人应"提挈天地,把握阴阳","处天地之和,从八风之理","法则天地"。(《素问·上古天真论》)

2. 生理观

人体是一个大系统,各系统都有自己的独特功能,各系统之间、系统内部要素之间需保持和谐、协同、协调的关系,以共同完成正常的生理活动,而"和"正是协调人体各组织器官以达成和谐目的。正如《素问·生气通天论》所说:"阴平阳秘,精神乃治。""凡阴阳之要,阳密乃固,……因而和之,是谓圣度。"将"和"提高到"圣度"的地位。

中医人体观中的"和"有形神之和、气血之和、脏腑之和等方面。形神之和即形神关系的相互依存,燮和统一。如说:"心藏神,肺藏气,肝藏血,脾藏肉,肾藏志,而此成形,志意通,内连骨髓,而成身形五脏。"(《素问·调经论》)只有"形与神俱",才能"尽终其天年"。气血之和即气血运行的和顺通畅,如《灵枢·天年》说:"血气已和,营卫已通,五脏已成,神气舍心,魂魄毕具,乃成为人。"脏腑之和即脏腑功能(主要是五脏功能)的协调和谐。如《灵枢·脉度》说:"脉气通于鼻,肺和则鼻能知香臭;心气通于舌,心和则舌能知五味矣;肝气通于目,肝和则目能辨五色矣;脾气通于口,脾和则口能知五谷矣;肾气通于耳,肾和则耳闻五音矣。"《灵枢·天年》说:"五脏坚固,血脉和调,肌肉解利,皮肤致密,营卫之行,不失其常,呼吸微徐,气以度行,六腑化谷,津液布扬,各如其常,故能长久。"强调了气血及脏腑之间的和谐关系。

3. 病理观

适中既然是人类生理状态的前提,那么失中是疾病发生的条件。就六气而论,风、寒、暑、湿、燥、火是大自然的六种表现形式,在正常情况下是不会危害于人的。但若六气变化异常,人体不能适应时,各种疾病就会接踵而来,或表现为太过,或表现为不及。如"风胜则动,热胜则肿,燥胜则干,寒胜则浮,湿胜则濡泻";"逆春气,则少阳不生","夏为寒变";"逆夏气,则太阳不长","秋为痎疟";"逆秋气,则太阴不收","冬为飧泄";"逆冬气,则少阴不藏","春为痿厥"(《素问·四气调神大论》)。又如木运太过:"民病飧泄食减,体重烦冤,肠鸣腹支满……甚则忽忽善怒,眩冒巅疾……反胁痛而吐甚。"木运不及:"民病中清,胠胁痛,少腹痛,肠鸣溏泄……病寒热疮疡痱胗痈痤……咳而鼽"(《素问·气交变大论》)。

就饮食而论,民以食为天,正常的饮食不仅无害于人,而且还有利于人的生存。《素问·上古天真论》强调要"食饮有节",这个"节"就是"度",就是适中;《素问·生气通天论》提出要"谨和 五味",《灵枢·师传》强调"饮食者,热无灼灼,寒无沧沧"。如果饮食过度或不足导致失中状况同样会使疾病发生,如《素问·五脏生成》说"多食咸,则脉凝泣而变色,多食苦,则皮槁而毛拔;多食辛,则筋急而爪枯;多食酸,则肉胝䐢而唇揭;多食甘,则骨痛而发落"。

就精神、气血而论,若"血气不和,百病乃变化而生"。"神有余则笑不休,神不足则悲","气有余则喘咳上气,不足则息利少气","血有余则怒,不足则恐","形有余则腹胀泾溲不利,不足则四支不用","志有余则腹胀飧泄,不足则厥"(《素问·调经论》),"肝气虚则恐,实则怒"(《灵枢·本神》),肾气"太过则令人解㑊,脊脉痛而少气(一本作令人体瘠而少气不欲言);不及则令人心悬如饥,眇中清,脊中痛,少肠腹满,小便滑(一本云心如悬少腹痛小便滑),变赤黄色也"(《中藏经·论肾藏虚实寒热生死逆顺脉证之法第三十》)。"升降出入,无器不有",升降出入是人体之气运动的重要形式,"非出入则无生长壮老已;非升降则无以生长化收藏"(《素问·六微旨大论》)。从气机升降的角度看,生命与死亡的不同,只在于气机升降的有无,故《素问·六微旨大论》说:"出入废则神机化灭,升降息则气立孤危"。健康与疾病的区别,亦在于气机升降的正常与否,即升降出入失和则致病。升降出入之间失去协调平衡时,概称为"气机失调",如气机不畅、气滞、气逆、气陷、气脱、气闭等。又如胃、小肠、大肠与膀胱,均以通降下行为顺,若通降太过,就会出现腹泻稀便与尿频量多等症状,甚则滑脱不禁。而肝气本主升发,太过则肝气上逆,肝阳上亢,肝火上炎,而为有余之证。

4. 治疗观

"和"不仅指导中医生理观,同时也贯穿于病理和治疗原则中,《素问·全真要大论》说:"谨察阴阳所在而调之,以平为期",这里的"平"即为"和"。《金匮要略》中也以"和"来描述人体的正常生理状态,如"身和,汗自出,为人腑即愈","不和"乃为人体的病理状态。把"和"与"不和"作为审视疾病转归的基本依据。

中医治疗用药强调不能违背自然规律,如《素问·四气调神大论》说:"圣人治病,必知天地阴阳,四时经纪";《素问·六元正纪大论》说:"用寒远寒,用凉远凉,用温远温,用热远热,食宜同法,有假者反常。反是者病,所谓时也。"《素问·五常政大论》强调要"必先岁气,毋伐天和"。

中医治疗在以调和阴阳为核心的中和观指导下,采取补其不足,损其有余。"实则泻之,虚则补之"的方法使阴阳偏盛偏衰的失调现象复归于相对平衡协调的正常状态。另外,中医治疗的另一原则即是强调调和气机,使人体之气升降出入运行有序(包括气血畅和与脏腑气机和调),从而维持正常的生命活动。孙老十分重视这一点,他强调临床治疗要"先察阴阳气血升降出入,调之使平",将自己的临床思辨特点总结为:"调气血,平升降,衡出入。""调"是手段,"和"是目的。

中医治疗学中的"和"还包括了治则治法的含义在内。如明代张景岳所创"八阵"——补、和、攻、散、寒、热、固、因。这里的"和"法虽为"八阵"之一,但其义远远超出狭义所限。"和方之剂,和其不和者也。凡病兼虚者,补而和之;兼滞者,行而和之;兼寒者,温而和之;兼热者,凉而和之,和之为义广矣。亦犹土兼四气,其中补泻温凉之用,无所不及。务在调平元气,不失中和贵也。"可谓以"和"法囊括其他七法。另如程钟龄《医学心悟》将"和"法定为"医门八法"之一,总结:"有清而和者,有温而和者,有补而和者,有燥而和者,有润而和者,有兼表而和者,有兼攻而和者,和之义则一,和之法变化无穷焉"。此外,寒热并用谓之和,攻补兼施谓之和,调理气血谓之和,协调阴阳谓之和。戴北山在《广温疫论》中从制方用药来揭示"和法"调和之义。在历代医家的不同医疗实践中,"和"法始终是主轴之一。

5. 养生观

中医养生理论和方法根植于中国传统文化的土壤,其理论和实践始终贯穿着"中和"思想。中医养生强调人与自然的和谐发展,注重因时、因地、因人而宜,强调养生保健要根据时令,地域和个人的体质、性别、年龄的不同,而制定相对应的方法,强调心理健康的重要性。如《素问·四气调神大论》说:"阴阳四时者,万物之终始也,死生之本也。逆之则灾害生,从之则苛疾不起。"因此,主动顺应自然界阴阳消长规律养生,是中医养生学的重要内容。《素问·四气调神大论》提出了四时"养生""养长""养收""养藏"的方法。"春三月,此谓发陈。天地俱生,万物以荣,夜卧早起,广步于庭,被发缓形,以使志生;生而勿杀,予而勿夺,赏而勿罚,此春气之应,养生之道也。夏三月,此为蕃秀。天地气交,万物华实,夜卧早起,无厌于日,使志无怒,使华英成秀,使气得泄,若所爱在外,此夏气之应,养长之道也。""秋三月,此谓容平。天气以急,地气以明,早卧早起,与鸡俱兴,使志安宁,以缓秋刑,收敛神气,使秋气平,无外其志,使肺气清,此秋气之应,养收之道也。""冬三月,此谓闭藏。水冰地坼,无扰乎阳,早卧晚起,必待日光,使志若伏若匿,若有私意,若已有得,去寒就温,无泄皮肤,使气亟夺,此冬气之应,养藏之道也。"这些论述,指出人在顺应自然界阴阳四时规律的前提下,养生在重视形体调养的同时,也要重视养神。《素问·上古天真论》说:"上古之人,其知道者,法于阴阳,和于术数,饮食有节,起居有常,不妄作劳,故能形与神俱,而尽终其天年,度百岁乃去。"指的是要掌握自然规律,根据天地阴阳法则有节制、有规律地安排饮食和起居,强调饮食、运动过犹不及。《灵枢·本神》说:"智者之养生也……和喜怒而安居处。"《灵枢·本藏》曰:"志意和则精神专直,魂魄不散,悔怒不起,五脏不受邪也。"指出了情志和畅在养生中的重要作用,不可太过或不及。

三、"中和"医学学术思想概述

孙老倡行的"中和"医学学术思想认为:"中和是机体阴阳平衡稳态的基本态势,中和是中医临床遣方用药诊疗所追求的最高佳境。"如果说"阴阳平衡"是机体稳态的哲学层面的概念,那么"中和"就是人体健康的精气神稳态的具体描述。"中和"更能在人体气血层面和心理层面阐释机体的生理、病理。基于此,孙老认为,中医养生要诀是:上善,中和,下畅。临床学术观点是:扶正祛邪益中和,存正抑邪助中和,护正防邪固中和。临床基本原则是:慈悲为本,仁爱为先,一视同仁,中和乃根。临床思辨特点是:调气血,平升降,衡出入,达中和。临床基础处方是自拟"调气活血抑邪汤",临床擅长使用"三联药组"组方治疗诸病。

孙老强调,临床要做到"四善于":善于调气血,善于平升降,善于衡出入,善于致中和。升降出入,是气机的基本形式,"升降出入,无器不有","出入废则神机化灭,升降息则气立孤危。故非出入则无以生长壮老已,非升降则无以生长化收藏"(《素问·六微旨大论》)。孙老认为,临床无论以何种方法辨证论治,都离不开阴阳这一总纲。临证用药,不论寒热温凉、酸苦甘辛咸,还是升降沉浮、补泻散收,不论脏腑归经,还是七情配伍,同样离不开阴阳之宗旨。而阴阳具体到人体,就是"气血"。"人之所有者,血与气耳"(《素问·调经论》),机体离不开气血平衡的稳态——"中和"。孙老指出,如果说中华文化的灵魂是"和",中医医德的核心价值就是"仁",中医医术的最高水平就是"调",中医疗效的终极指标就是"平"。"调",就是调整、调和、调理。调什么?要调阴阳、调气血、调升降出入、消长机转。调到什么程度?要调到平衡、调到"中和"。即"调气血、平升降、衡出入"的目的是"致中和"。孙老辨证遣方选药,总是以"谨察阴阳之所在而调之,以平为期",审诊疗之中和,致机体之中和。

要而言之,中和思想的主旨是:辨识其偏盛偏衰,矫正至其中;察知其太过不及,燮理达其和。中和思想的主要内涵是:①以"谨察阴阳所在而调之,以平为期"为基准,认知和坚持中医维护健康、治疗疾病的主旨。②以阴阳为总纲、以气血为基础、以神形为主线,把握对立统一的"失中失和"的基本元素,进行中医辨证。③以"调平燮和"为目的,以扶正祛邪、补偏救弊为总则,根据临证实际化裁经方,针对"失中失和"组方用药。

第三章　中和辨证

中医辨证的纲领有八纲辨证、脏腑辨证、六经辨证、卫气营血辨证、经络辨证、气血精津辨证、脏腑八纲辨证等，但孙老认为，这些辨证方法都离不开"阴阳"之总纲，而"阴阳"在人体的基础是"气血"，然而"气血"在人体的表征是"形神"，而且是"神形合一"。所以，健康之人必须是"形与神俱"，若遇疾病，则"得神者昌，失神者亡"。正因如此，"形神"是中医辨证的首要元素。如果形神相合，即气血相应，亦即阴阳平衡，即是"中和"，这就是健康之象；反之，失神脱形，即是气血失和，也就是阴阳失衡，即违"中和"，也就是疾病之征。

一、"形神"是中医辨证的首要元素

形，即形体；神，有广义与狭义之分，狭义者言之精神、思维、意识等，广义者指一切生命活动，此处当取狭义之范畴。形与神必须相结合，相统一，此即形神一体观，因为人是一个有机整体的重要组成内容，总体归属于中医整体观念的范畴。

形主要通过望诊而得，亦得旁参问、闻、切三诊，统筹兼顾所有信息，以判明真假。望形，是指通过观察患者形体的强弱、高矮胖瘦及体型特点等来诊察病情的方法，又称之为望形体。

明形体，对疾病的判断意义重大。诚如《素问·三部九侯论》所言："必先度其形之肥瘦，以调其气之虚实。"医者对患者的第一印象便为形体，形胖、形瘦立可判定，虚实之性，以略了然。人之形体与五脏六腑、四肢百骸在生理功能和病理变化上都有着密切的关系。《素问·经脉别论》有言："诊病之道，观人勇怯、骨肉、皮肤，能知其情，以为诊法也。"《内经》有言如此，后历代医家多推崇，足显形体之意义受众医者所重视。

宏观而言，可定强、弱、胖、瘦。形强者，体多强，身体强壮，骨骼健壮，胸廓宽厚,肌肉充实,皮肤润泽,筋强力壮,足显气血旺盛,脏腑坚实,身体健康,即使有病,亦为新感,为小疾;形弱者,体多弱,身体衰弱,骨骼细小,胸廓狭窄,肌肉消瘦,皮肤干枯,筋弱无力,示为气血不足,体质虚弱,脏腑脆弱,容易得病,为久病,或为重病;形胖者,体多重,肉盛于骨,脂肪偏多,头圆颈粗,肩宽胸厚,大腹便便,肥而能食,形气有余,肥而少食,形盛气虚,二者均多聚痰湿,故古人有云"肥人多痰""肥人多湿";形瘦者,体多轻,肌肉消瘦,头细颈长,胸狭平坦,腹部瘦瘪,体形瘦长,甚者大肉尽脱,毛发枯槁;形瘦食多,中焦火炽,形瘦食少,中气虚弱,二者多气火有余,且阴虚居多,故古人有云"瘦人多火"。

微观而言,可判皮、肉、脉、筋、骨。此五者是构成躯体身形的基本要素,称为"五体"。根据五体与五脏的关系,即肺合皮毛,脾合肌肉,心合脉,肝合筋,肾合骨,可以根据五体的强弱反应五脏精气的盛衰。正如《难经·十四难》所载五损之说:"一损损其皮毛,皮聚而毛落;二损损于血脉,血脉虚少,不能荣于五脏六腑;三损损于肌肉,肌肉消瘦,饮食不能为肌肤;四损损于筋,筋缓不能自收持;五损损于骨,骨痿不能起于床"。

更有体形体质以决气血阴阳之论,早在《内经》便有形体分类和体质关系的论述,"五形人""五态人""阴阳二十五人"就是当中记载,后世医家在此基础上多有阐发,但总体不越三类,即阴脏人、阳脏人、阴阳平和人。《医学心传》载"阴脏者阳必虚,阳虚者多寒,阴脏所感之病,阴者居多";"阳脏者阴必虚,阴虚者多火,阳脏所感之病,阳者居多";"平脏之人,或寒饮或热食,俱不妨事。即大便一日一度,不坚不溏。若患病,若系热者不宜过凉,系寒者不宜过热。至于补剂,亦当阴阳平补"之说。

神,来源于先天之精。男女媾精,化生为人,即父母之精的结合孕育了生命,此后,也便产生了神。《灵枢·本神》曰:"故生之来谓之精,两精相搏谓之神,随神往来者谓之魂,并精而出入者谓之魄。"

神,主要通过望诊而得,亦得旁参问、闻、切三诊,统筹兼顾所有信息,以判明真假。望神,是指通过观察人体生命活动的整体表现来判断健康状态、了解病情的方法。既包括对脏腑功能活动表征的观察,也包括对意识、思维、情志活动状态的审察,是对神气与神志的综合观察判断。

通过察神可以了解人之精、气、血、津液的情况,此为神的物质基础。

《灵枢·平人绝谷》云："神者，水谷之精气也。"《灵枢·营卫生会》亦云："血者，神气也。"只有气血津液充足，脏腑组织功能才能正常，人体才能表现出良好的神气状态。正如《素问·六节藏象论》所言："气和而生，津液相成，神乃自生。"反之，精气血津液不足，神无以化，神无以养，故而少神、失神、假神、神乱等。

察神之重点在于双目、面色、神情及体态。古人云："人之神气，栖于二目。"（《医原·望病须察神气论》）此言言及两目最能传神。目为五脏六腑之精气汇聚之地，《灵枢·大惑论》有言："五脏六腑之精气，皆上注于目而为精。"又言："目者，神气所生也。"故而，观察两目为望神之重中之重。目光炯炯，精彩内含，运动灵活，谓之有神；反之，双目无彩，晦暗呆滞，谓之无神。面部颜色亦是神气的外在重要征象。心主藏神，其华在面，故而面部皮肤的颜色及光泽的变化，能够比较准确地反映心神的充沛与否。皮肤荣润，红光满面，谓之有神；反之，皮肤枯槁，面色晦黯，谓之无神。诚如《医门法律·望色论》所言："色者，神之旗也，神旺则色旺，神衰则色衰，神藏则色藏，神露则色露。"神情是精神意识和面部表情的综合体现，是心神和脏腑精气盛衰的外在表现。神志清晰，思维有序，表情自然，谓之有神；反之，神志不清，思维紊乱，表情淡漠，谓之无神。人体的形体动态也是反映神之盛衰的主要标志之一，形体丰满，动作敏捷，摇转自如，多为有神；反之，消瘦枯槁，动作迟缓，转侧艰难，多为无神。

《素问·移精变气论》曰："得神者昌，失神者亡。"可知，神之产生与人体精气、脏腑功能及形体的关系十分密切，精气是神的物质基础，神是精气的外在表现。了解神的情况，便知气血、津液、五脏六腑及形体的情况，故而察神当为诊断之重要因素。

察形，是具体的把握；察神，是抽象的掌控。一个是具体可见，客观存在，一个是要经过信息加工得出的一个主观的判定。但二者之间联系密切，神为形之主，形为神之舍。临证之要，定要"形神合参"，一般而言，体健则神旺，体弱则神衰。正如《素问·上古天真论》所言"形与神俱"，若当神形表现不一时，更应该引起注意，如久病形羸色败，虽神志清醒，亦属于失神；新病神昏，虽然形体丰满，亦非良兆也。

综上所言，孙老认为形与神是中医辨证纲领中的辨证要素之首要元素，而二者多以望诊所得，通过望诊的"第一印象"大致判断患者形与神的情况,继而旁参其他诊断方法进一步求证相关信息。

二、辨证元素的解析

孙老在长期临床实践之中,基于"中和思想",探索和总结了以"形神"为主线的20个辨证元素。其中,一般元素10个,即:时令、男女、长幼、干湿、劳逸、鳏寡、生育、新旧、裕涩、旺晦;重要元素10个,即:形神、盛衰、阴阳、寒热、表里、虚实、主从、标本、顺逆、生死。这20个元素之中,"形神"为主线。辨析这些元素,即可辨明"失中失和"之所在。对辨证元素的解析,孙老首重形与神的辨识,执此主线,从"一般情况""认知方式""思辨重点""临床意义""联系形神"五个方面对除"形神"之外的19个元素进行辨析。

(一)一般要素

1. 时令

【一般情况】 时令,即时令季节,古来有二十四节气,即立春、雨水、惊蛰、春分、清明、谷雨、立夏、小满、芒种、夏至、小暑、大暑、立秋、处暑、白露、秋分、寒露、霜降、立冬、小雪、大雪、冬至、小寒、大寒。不同节气气候不同,对人体之生理及病理有较大影响。《素问·宝命全形论》言:"人以天地之气生,四时之法成。"人是自然界的产物,自然界天地阴阳之气的运动变化与人体息息相关。在四时气候的变化中,每一季节都有其不同特点。因此,除一般性疾病外,常可以发生一些季节性多发病或时令性流行病。在疾病发展过程中,或某些慢性病恢复期中,也往往由于气候剧变或季节交替而使得病情加重、恶化或旧病复发。如关节疼痛的病症,常遇到寒冷或阴雨天气时加重。

【认知方式】 时令季节比较好认知,根据农历时间记忆即可,或每次临证之前查阅一下时令季节,并大体了解此时令的特点,如:惊蛰,蛰是藏的意思。惊蛰是指春雷乍动,惊醒了蛰伏在土中冬眠的动物,对应人体而言,闭藏受到影响,气血流动加速;小暑,暑是炎热的意思。小暑就是气候开始炎热,暑为阳邪,侵袭机体伤津耗气,特别容易夹杂湿邪感病。

【思辨重点】 首先要考虑该病的发生与时令季节有无关系。如夏季感冒,多为暑湿感冒,此病的发生与时令季节密切相关;小儿秋季腹泻,多为轮状病毒感染所致,此季节易促长此病毒滋生。其次,要考虑该病证的发生是否与此时令季节相应,如大暑季节所致热证是相应之证,寒证为相逆之证。大寒季节所致寒病为相应之证,热证为相逆之证。

【临床意义】 根据时令季节的特点,可以辨识该病是否为时病,使之根据时令特点来处理;可以辨别病证的特点是否与时令相应,以预测证候的逆顺,相应者为顺证,相逆者为逆证。可以按照时令季节的特点指导临床用药,正如《素问·六元正纪大论》所说:"用寒远寒,用凉远凉,用温远温,用热远热。"夏季炎热,机体阳气旺盛,腠理疏松开泻,容易汗出,即使感受风寒而致病,辛温发散之品不宜过用,以免伤津耗气或助热生变。寒冬时节,人体阴盛而阳气内敛,腠理致密,同是感受风寒,则辛温发表之剂用之无碍;但此时病当热证,则当慎用寒凉之品,以防损伤阳气。暑热之季,多有夹湿,故暑天治病,必须注意清暑化湿。秋燥之季,病邪多燥,应注意滋养濡润,慎用枯燥之剂。

【联系形神】 时令季节对形神均有一定影响。春多风,主升发,形体舒展,神意畅达;夏多热,兼有湿,形体困倦,神意烦闷;秋多燥,伤津气,形体清瘦,神意肃寂;冬多寒,形体蜷缩,神意闭藏。

2. 男女

【一般情况】 男女指性别而言。男女有别,男子属阳,多气,以肾为先天;女子属阴,多血,以肝为先天。《素问·上古天真论》有言:"女子七岁,肾气盛,齿更发长。…七七,任脉虚,太冲脉衰少,天癸竭,地道不通,故形坏而无子也。丈夫八岁,肾气实,发长齿更。…六八,阳气衰竭于上,面焦,发鬓斑白……"可知,不同阶段之男女生理及病理存在一定的差别。

【认知方式】 主要通过望诊而知,普通男女辨识肉眼可知,少数需得进一步问诊以及检查外生殖器等情况。

【思辨重点】 从面容、身形、气质、性格、步态、声音、皮肤等可辨识,男性者多具阳刚之气,女性者多具阴柔之质。然有难以鉴别者,须得从外生殖器或内生殖器可见。有双重性别者,甚至需得进行染色体核型分析。亦有少数性别更换者,抑或同性恋患者需得问诊而知。

【临床意义】 男女之生理有别决定其疾病所归亦有所别,故而辨明本病是否与性别有关具有较大临床意义。如月经病、带下病为妇女之专病,多从气血论治;前列腺炎、前列腺增生症为男子之专病,多从肾肝论治。即使同为感冒之证,男女用药亦应该有所差别。

【联系形神】 男女与形神有着密切关系,男子形多高大、肩宽胸厚,四肢粗壮,神多以气养。女子形多瘦小,肩窄胸薄,四肢纤细,神多以血养。

3. 长幼

【一般情况】 长幼实则为年龄之别。年龄不同,则生理机能、病理反应各异,自然治法应该区别对待。

【认知方式】 通过望诊、问诊即可了解年龄。

【思辨重点】 掌握患者的真正年龄,察其形与神是否与年龄相称,了解其发育是否正常。对于时间年龄与发育状况严重不匹配者,需要了解其骨龄发育情况,真正掌握患者的生理年龄。

【临床意义】 辨别患者的年龄对了解其生理及病理状况有较大帮助,对临床用药有较大指导。小儿生机旺盛,但脏腑娇嫩,气血未充,发病则易寒易热,易虚易实,病情变化较快,用药量宜轻,疗程宜短,忌用峻剂;青壮年则气血旺盛,脏腑充实,发病多邪正相争剧烈,多为实证,可以侧重于攻邪泻实,用药量可重;老年人生机减退,气血日衰,脏腑机能衰减,病多表现为虚证,或虚中夹实,多用补虚之法,或攻补兼施,用药量应比青壮年少,讲究中病即止。

审查患者的长幼尚可以了解天癸至与否,绝与否,早衰与否,可以进一步了解病因情况,是因病致衰,还是因衰而致病。对于生理发育严重落后于时间年龄者,多为"五迟"之范畴。

【联系形神】 长幼与形神有一定的关系,年小者,形多娇嫩,形气未充,神意不足,迨至长极,形骸赅备,神意充沛,及至老年,形体消减,神意渐弱。至于早衰者,五迟者,形神皆不足,多为先天肾精不足,后天脾胃失养。

4. 干湿

【一般情况】 干湿者,实则居住之环境也。不同的地域,地势有高下,气候有寒热燥湿,水土性质各异,正所谓"一方水土养育一方人"。

【认知方式】 主要通过问诊而得之,可以旁参望诊。

【思辨重点】 问询患者的原籍,长期居住地,现居住地,根据提供信息,了解所在地之气候特点及民俗风情。

【临床意义】 了解患者居住地之干湿,可以明了此病是否与所在环境相关,可以针对性采取措施。如我国东南之处,滨海傍水,地势低洼,气候温暖潮湿,患者腠理多疏松,阳气容易外泄,容易外感邪气而致感冒,风热者居多,多采用桑叶、菊花、薄荷之类。即使因风寒所致,亦多选用荆芥、防风,即使用及麻黄、桂枝亦应该减量而施之。

【联系形神】 干湿与形神有一定关系,所居北方者,多干燥,形多粗壮;所居南方,多湿热,形多瘦。

5. 劳逸

【一般情况】 劳逸是指劳累和安逸。劳逸结合是保证人体健康的必要条件,如果劳逸失度,或长时间过于劳累,或过于安逸,则不利于健康,可以导致脏腑经络及精气血津液神的失常,进而导致疾病的发生。

【认知方式】 主要通过望诊与问诊所知。

【思辨重点】 通过问询了解患者是多脑力劳动还是体力劳动,患者目前是处在悠闲状态还是处在繁忙状态,是否有较大的压力及思想包袱。

【临床意义】 过劳、过逸均可以导致疾病。过劳又曰"过度劳累",包括劳力过度、劳神过度、房劳过度三种。劳力过度,又称"形劳",长时间的过度劳力可以耗伤脏腑精气,导致脏腑之气虚少,继而功能减退。正如《素问·举痛论》所言:"劳则气耗。"劳力过度尚可以导致形体损伤,久而积劳成疾,正如《素问·宣明五气》所言"久立伤骨,久行伤筋"。劳神过度,又称"心劳"或"神劳",长时期的用脑过度,思虑劳神而积劳成疾。房劳过度,又称"肾劳",房事太过,或者频繁的手淫等耗伤了肾精与肾气,而见腰膝酸软,耳鸣盗汗等,正如《素问·生气通天论》所言"因而强力,肾气乃伤,高骨乃坏"。过逸,又曰"过度安逸"。长期不劳作,不思考问题,生活安逸,居安无危,可以导致气机不畅,进而脏腑的机能减退,脾胃呆滞不振,久则津液代谢异常,正如《素问·宣明五气》所言"久卧伤气,久坐伤肉"。

【联系形神】 劳逸与形神关系较为密切。劳逸需结合,劳逸需适度,过劳可以耗伤形神,劳神而又伤肉,过逸亦可致气机不畅,阳气不振而神情不转,形体消减。

6. 鳏寡

【一般情况】 鳏指鳏夫,寡指寡妇,指夫妻丧偶,现多有离异的情况。和谐正常的夫妻生活能够保持良好的情绪,促进气血津液的运行;反之,阴阳失调,情志紊乱,酿生疾病。

【认知方式】 主要通过问诊而获知。

【思辨重点】 通过问询了解是否结婚,是否独居,是否离异,是否有丧偶情况,是否有正常稳定的房中之事。进一步求证病因,辨明该病的发生是否与鳏寡有关。

【临床意义】 古人强调"阴阳和",鳏寡之人从家庭而言,阴阳已经失和,此将影响情志,或直接伤及内脏,尤易伤及心、肝、脾,或影响脏腑气机,悲则气消,思则气结,继而发为情志病。更有终生未婚者,应该察其是否有隐疾及心理障碍。

【联系形神】 鳏寡与形神有一定关系,突致鳏寡,多能影响情志,伤及心神。

7. 生育

【一般情况】 生育多与生殖功能及胎产后疾病有关,了解男子不育、早泄、阳痿等情况,了解女子不孕、早孕、妊娠次数、生产胎数等情况。

【认知方式】 多通过问诊与切诊所知,问诊可了解男子不孕不育、性生活等情况,可了解女子不孕不育、经带胎产等情况,切诊可以了解气血状况及是否早孕。

【思辨重点】 明辨患者是否怀孕,有无异常;明确患者是否不孕不育,是全不产还是断绪;问询患者性生活情况;问询女子妊娠次数,流产次数,产子情况。

【临床意义】 男子二八肾气盛,天癸至,精气溢泻,阴阳和,故能有子;女子二七而天癸至,任脉通,太冲脉盛,月事以时下,故有子。可见天癸是生育产子之关键。天癸是肾精及肾气充盈到一定程度而产生的具有促进人体生殖器官发育成熟和维持人体生殖机能作用的一种物质。天癸主要源自肾,是生育之关键。故而,生育情况能够较好了解肾气、肾精的情况。生育问题尚可指导用药;孕期用药一定要慎重,有慎用者,有忌用者;多次妊娠胎产者,应该多兼顾补益气血。

【联系形神】 生育辨证要素与形神有一定关系,不孕不育者,多肾气、肾精不足,形神不足;多次妊娠,多胎、多子者多损及肾气、肾精,亦会衰减形神。

8. 新旧

【一般情况】 病之新旧多就病程而言,病程短,多为新病,病程久,多为旧病。"新病"是相对"旧病"而言。旧病是中医问诊之一,相当既往史,或过往史,现多已经痊愈,不再治疗。新病多为现代医学之现病史。

【认知方式】 新旧的确定多由问诊而定,问发病的时间及其持续的时间便知。

【思辨重点】 通过问询了解起病时间,确定病为新病还是旧病,伤为新伤还是旧伤。

【临床意义】 辨明新旧可进一步明确病因,可了解新病引发旧病还是旧病带发新病,可以根据新病与旧病以辨明标证与本证,进一步指导治疗,即当务之急,当从新病论治还是从旧病切入。

【联系形神】 新旧辨证要素与形神有一定关系,新病多在短期内不影响形神,旧病时日久远,可能耗气伤精,继而损伤形神。

9. 裕涩

【一般情况】 裕即富裕,涩即贫穷,多指患者家庭条件和经济条件。人之生理及病理受情志有较大影响,而裕涩往往会影响情志。经济条件宽裕者,多心情良好,精神振奋,人际关系较好,有利于身心健康;经济条件拮据者,多愁闷忧虑,思想负担重,不利于身心健康。

【认知方式】 通过问诊及望诊可以获知此要点。

【思辨重点】 通过问诊及望诊可以了解患者是富裕还是贫穷,临证通过患者信息可以侧面了解相关情况,如是否为医保病人、家中人员组成、职业等。了解患者既往有无过度治疗或不及治疗、有无过度检查或不及检查。

【临床意义】 贫与富对人体而言没有绝对影响,关键要看以何心态处之。但一般而言,经济地位过好,养尊处优,肥甘厚腻,容易使人骄态纵欲;经济地位低下,容易使人自卑颓丧,二者均有弊端,久之,可影响人体脏腑机能和气血运行。当经济条件有巨大波动时会影响人之生理状态与病理状态,《素问·疏五过论》指出,"尝贵后贱"可以导致"脱营"病变,"尝富后贫"可以导致"失精"病变。

【联系形神】 裕涩辨证要素与形神有一定联系。一般而言,裕者,物质丰富,肥甘厚腻,体态多丰腴;涩者,家境贫寒,粗茶淡饭,体态消瘦。从物质而言,裕涩对神无太多影响,然而,从情志而言,裕者,多心情舒畅,神采奕奕;涩者,多情志抑郁,神思萎靡。

10. 旺晦

【一般情况】 旺,指顺利,处在顺境;晦,指不顺,处在逆境。旺晦多影响情志,从而影响人之生理及病理状态。

【认知方式】 通过问诊及望诊可知该辨证要素。

【思辨重点】 问询患者的生活处境的顺与逆,家庭环境是否和睦,工作是否顺心,情绪是否良好。了解本病是否与所遭境遇有关系,是否与情绪有关。

【临床意义】 旺者多喜,晦者多怒、忧、思、悲,然此情志长久刺激均会引发或诱发疾病。诚如《灵枢·百病始生》云:"喜怒不节则伤脏。"通过对旺晦的了解尚可指导治疗,在治疗本病的时候是否需要兼调情志。

【联系形神】 旺晦之辨证要素与形神有一定关系,旺晦多由情志而影响神情,旺者多喜,神志多佳;晦者多悲,神志不佳。

(二)重要因素

1. 盛衰

【一般情况】 盛衰多指邪正的盛与衰。《素问·通评虚实论》云:"邪气盛则实,精气夺则虚。"虚与实一般是相对而言的,实指邪气盛,是以邪气亢盛为矛盾的主要方面;虚指正气不足,是以正气虚损为矛盾的主要方面。正气与邪气两种力量不是固定不变的,而是在其不断斗争的过程中,发生力量对比的消长盛衰变化。

【认知方式】 盛与衰,通过望、闻、问、切四诊综合而得,然孙老临证体悟,切诊当为其中之重点,脉数、滑、洪等多为盛,脉细、虚弱无力等多为衰。

【思辨重点】 辨别盛衰,即辨明虚实。孙老在临证体悟,重点需要辨别气血之虚实,是气血旺盛,还是气血亏虚,有无气滞,有无血瘀。

【临床意义】 盛者有两层含义,一指邪气,一指正气。邪气盛者,多实证,常见于外感六淫和疫病致病的初期和中期,或由于水湿痰饮、食积、气滞、瘀血等引起的内伤病证。实证多见于体质比较壮实的患者。正气盛者,气血多充足,体质多强壮,一般不容易生病,即使感病亦较轻,且容易康复。衰多指正气不足,多虚证,多见于素体虚弱,精气不充,或病程日久,耗伤人体的精血精液,正气化生无源。盛衰不是绝对的,有虚实错杂,其可分虚中夹实、实中夹虚两类;有虚实转化,其可分为由实转虚和因虚致实两种;尚有虚实真假,包括真实假虚和真虚假实。盛衰与疾病的转变密切相关,大体可以分为正胜邪退、邪去正虚、邪胜正衰、邪正相持4种情况。

【联系形神】 盛衰与形神密切相关。邪气盛者可影响形神,病久伤形,邪气重者扰神、乱神。正气盛者,精气足,培形而育神。正气衰者,精气血津液皆不足,形体亦不充,神无以养,故而可出现少神、失神等。

2. 阴阳

【一般情况】 阴阳是归类病证类别的两个重要纲领,它无所不指,亦无所定指。疾病的性质、证的类别及临床表现,均可以用阴阳进行概括或归类。如《素问·阴阳应象大论》说:"善诊者,察色按脉,先别阴阳。"后续医家秉承此观念,《类经·阴阳类》云:"人之疾病,必有所本,故或本于阴,或本于阳,病变虽多,其本则一。"《景岳全书·传忠录》亦云:"凡诊病施治,必须先审阴阳,乃为医之纲领,阴阳无缪,治焉有差?医道虽繁,而可以一言蔽之者,曰阴阳而已。"

【认知方式】 可以通过望、闻、问、切四诊合参获得阴阳的信息,但首重望诊。

【思辨重点】 辨别人体生理之阴阳,对人体组织结构之阴阳归属及人体生理功能之阴阳归类应熟知。对病因的阴阳分类要辨别清楚,对病理变化的阴阳属性要辨识清晰,如:阴偏盛、阳偏盛、阴偏衰、阳偏衰、阴损及阳、阳损及阴、阴盛格阳、阳盛格阴、亡阴证、亡阳证。要细辨面色、脉象、舌象、声音是否一致,是否类归阴与阳。

【临床意义】 色泽鲜明者多属阳,色泽晦暗者多属阴。语声高亢洪亮、多言躁动者,多属实、属热,为阳;语声低微无力、少言而沉静者多属虚、属寒、为阴。呼吸微弱,多属于阴证;呼吸有力声高气粗,多属于阳证。躁动不安多属于阳,蜷卧静默多属于阴;身热恶寒多属于阳,身寒喜暖多属于阴。寸部脉为阳,尺部脉为阴;脉至者为阳,脉去者为阴;数脉多为阳,迟脉多为阴;浮大洪滑脉多为阳;沉涩细小脉多为阴。症见面色苍白、四肢逆冷、精神萎靡、畏寒蜷卧、脉微欲绝,兼有面红、烦热、口渴、脉大无根者多为阴盛格阳,即真寒假热证;症见壮热、面红、气粗、烦躁、舌红、脉数大有力,兼有四肢厥冷者,多为阳盛格阴,即真热假寒证。症见冷汗淋漓、心悸气喘、面色苍白、四肢逆冷、畏寒蜷卧、精神萎靡、脉微欲绝等症多为亡阳证;症见大汗不止、烦躁不安、心悸气喘、体倦无力、脉数躁动等症多为亡阴证。

【联系形神】 阴阳之辨证要素与形神有重要关系,形神多可以用阴阳的事物属性去归类,形强神充多为阳,形弱神失多为阴。

3. 表里

【一般情况】　表里是辨别病变部位之内外、深浅之重要纲领。表与里是一对相对概念,皮肤多属表,筋骨多属里;腑多属表,脏多属里;络多属表,经多属里;三阳经多属表,三阴经多属里。一般而言,身体的皮毛、腠理在外,属表;血脉、骨髓、脏腑在内,属里。表里辨别多对外感疾病的诊断及治疗有重要意义,它可以说明病情的轻重深浅及病机变化的趋势,从而把握疾病演变的规律,取得诊疗的主动性。

【认知方式】　可以通过望、闻、问、切四诊合参获得表里的信息,但首重切诊。

【思辨重点】　问明起病时间及其发病的诱因,问明病痛之所在,明确掌握病位。弄清病在体表还是脏腑,在经还是在络,辨清当前主要是表证未除还是里证未显,关键是表为主还是里为主。

【临床意义】　症见新起恶风寒,或恶寒发热,头身疼痛,喷嚏,鼻塞,流涕,咽喉肿痛,微有咳嗽、气喘,舌淡红,苔薄白,脉浮者,多为六淫、疫疬等邪气,经皮毛、口鼻侵入机体的初期阶段,正气抗邪于肌表,发为表证;症见寒热往来,胸胁苦满,心烦喜呕,默默不欲饮食,口苦,咽干,目眩,脉弦者,所谓半表半里之证;症见非表证与半表半里之证者,多为脏腑、气血、骨髓等受病,发为里证。

【联系形神】　寒热之辨证要素与形神有重要关系。表证者,形神多不受损害;里证者,形神多有损害。

4. 寒热

【一般情况】　寒热是辨别疾病性质的两个重要纲领。寒有表寒与里寒之分,表寒者多为外感寒邪,里寒者多为阳气虚衰而致阴寒内盛。热有表热与里热之别,表热者多为外感火热之邪,里热者多为阴液不足而致阳气偏亢所致。《素问·阴阳应象大论》言:"阳胜则热,阴胜则寒",《素问·调经论》言:"阳虚则外寒,阴虚则内热"。

【认知方式】　可以通过望、闻、问、切四诊合参获得寒热的信息,但首重问诊。

【思辨重点】　问清患者发热、恶寒的时间、程度、部位,理清先寒后热、先热后寒,是否有寒热往来,是否伴发寒战,务必辨清寒热真假。

【临床意义】　症见恶寒喜暖,肢体蜷缩,冷痛喜温,口淡不渴,痰、涕、涎液清稀,小便清长,大便溏薄,面色白,舌淡苔白,脉紧或迟者,多为感受寒邪或阳虚阴盛,导致机体活动功能受到抑制,发为寒证;症见发热,恶热喜冷,口渴欲饮,面赤,烦躁不宁,痰、涕黄稠,小便短黄,大便干结,舌红少津,苔黄燥,脉数等,多为感受热邪,或脏腑阳气亢盛,或阴虚阳亢,导致机体机能活动亢进,发为热证。孙老多年研习《中藏经》,总结其寒热,多以面色、身神、脉象、主诉四者为要素,即以形证脉气为依据,可分为脏寒证,脏热证;腑寒证,腑热证。如:

肝寒证,"两臂痛不能举,舌本燥,多太息,胸中痛,不能转侧,其脉左关上迟而涩";肝热证,"喘满而多怒,目疼,腹胀满,不嗜食,所作不定,睡中惊悸,眼赤视不明,其脉左关阴实"。

心寒证,"心有水气则痹,气滞身肿,不得卧,烦而躁,其阴肿";心热证,"左手寸口脉大甚,则手内热赤,肿太甚,则胸中满而烦,澹澹,面赤,目黄"。

脾寒证,"吐涎沫而不食,四肢痛,滑泄不已,手足厥,甚则颤栗如疟";脾热证,"面黄目赤,季胁痛满"。

肺寒证,"喘咳,身但寒不热,脉迟微";肺热证,"唾血,其脉细、紧、浮、数、芤、滑"或"胀满,喘急,狂言,瞑目","口鼻张,大小便头俱胀,饮水无度"。

肾寒证,"阴中与腰脊俱疼,面黑耳干,哕而不食,或呕血",或"腹大,脐肿,腰重痛,不得溺,阴下湿如牛鼻头汗出,大便难,其面反瘦";肾热证,"口舌干焦,而小便涩黄",或"口热舌干,咽肿,上气,嗌干及心烦而痛,黄疸,肠澼,痿厥,腰脊背急痛,嗜卧,足下热而痛,骱酸"。

胆寒证,"恐畏,头眩不能独卧";胆热证,"惊悸,精神不守,卧起不宁,多睡"。

小肠寒证,"泄脓血,或泄黑水","下肿重";小肠热证,"口生疮,身热去来,心中烦满,体重,小便赤涩"。

胃寒证,"腹中痛,不能食冷物","左关上脉浮而迟";胃热证,"面赤如醉人,四肢不收持,不得安卧,语狂,目乱,便硬,唇黑,热甚则登高而歌,弃衣而走癫狂不定,汗出额上,衄衊不止,左关上脉浮而数"。

大肠寒证,"溏泄";大肠热证,"(便)结,胀满而大便不通,垢重;热极则便血"。

膀胱寒证,"小便数而清";膀胱热证,"气急,苦小便黄涩"、"小便不利"。

三焦寒证,"不入食,吐酸水,胸背引痛,嗌干";三焦热证,"上焦实热则额汗出身无汗,能食而气不利,舌干口焦咽闭,腹胀,时时胁肋痛;中焦实热则上下不通,腹胀而喘咳,下气不上,上气不下,关格而不通;下焦实热则小便不通,大便难,苦重痛"。

【联系形神】 寒热之辨证要素与形神有重要关系,寒证形多收引,多蜷缩,神意淡漠;热证形多亢进,神意躁急,甚则狂躁。

5. 虚实

【一般情况】 虚实是辨别邪正盛衰的两个重要纲领,主要反映疾病过程中人体形神与正气的强弱和致病邪气的盛衰。实多指邪气亢盛,虚多指正气不足。正如《素问·通评虚实论》所言:"邪气盛则实,精气夺则虚。"《景岳全书·传忠录》亦云:"虚实者,有余不足也。"

【认知方式】 可以通过望、闻、问、切四诊合参获得虚实的信息,但首重切诊。

【思辨重点】 辨别神、形、证、脉、舌、便六者是否一致,辨别虚证、实证、虚实真假,进一步明确应不应补,该不该泻。

【临床意义】 虚证多以人体阴阳、气血、津液、精髓不足,以"不足、松弛、衰退"等为表现;实证多以感受外邪,或疾病过程中阴阳气血失调,体内病理产物蓄积,以"有余、亢盛、停聚"为主要特征。若实证兼有神情默默,身体倦怠,懒言,脉象沉细等虚证,多为真实假虚证,正所谓"大实有羸状";若虚证兼有腹胀腹痛、二便闭塞、脉弦等实证,多为真虚假实证,正所谓"至虚有盛候"。

然虚实之辨,各家所据不同,或以正气盛衰分,或以邪气盛衰分,或以病与不病分,或以气血分,或以痼新分,或以寒热分,或以结散分,或以壅陷分,或以动静分,或以顺逆分,未能划一。孙老从《中藏经》体悟其以阴阳之病证,脏腑之上下分属虚实诸候,简明扼要。如:

肝实证,"引两胁下痛,(痛)引小腹,令人喜怒";肝虚证,"如人将捕之"。

心实证,"小便不利,腹满,身热而重,温温欲吐,吐而不出,喘息急,不安卧","喜笑不息","其脉左寸口及人迎皆实大";心虚证,"恐惧多惊,忧思不乐,胸腹中苦痛,言语战栗"。

脾实证,"舌强直,不嗜食,呕逆,四肢缓";脾虚证,"精不胜,元气乏,失溺不能自持"。

肺实证,"上气喘急,咳嗽,身热,脉大";肺虚证,"力乏,喘促,右胁胀,语言气短,不能息,喘咳上气,利下,多悲感,耳重,嗌干"。

肾实证,"烦闷,脐下重","腹大胫肿,喘咳,身重寝汗出,憎风";肾虚证,"面色黑,其气虚弱,翕翕少气,两耳若聋,精自出,饮食少,小便清,膝下冷,其脉沉滑而迟"。

胆实证,"惊悸,精神不守,卧起不宁";胆虚证,"恐畏,头眩不能独卧,左关上脉阳微"。

小肠实证,"口生疮";小肠虚证,"泄脓血,或泄黑水,左寸口脉浮而微软弱"。

胃实证,"中胀便难,肢节疼痛,不下食,呕吐不已","左关上脉浮而短涩";胃虚证,"肠鸣腹满,引水,滑泄"。

大肠实证,"胀满而大便不通";大肠虚证,"滑泄不定"。

膀胱实证,"气急,小便黄涩","腹胀大";膀胱虚证,"小便数而清"。

三焦实证,上焦实则舌干口焦咽闭,腹胀;中焦实则上下不通,下焦实则小便不通而大便难;三焦虚证,上焦虚不能制下,遗便溺而头面肿;中焦虚则腹鸣鼓肠,下焦虚大小便泻下而不止。

【联系形神】 虚实之辨证要素与形神有重要关系,虚者多形弱神衰,实者多形强神亢,进而发展为形弱神衰。

6. 主从

【一般情况】 主者,主证也,即疾病之主要矛盾;从者,次证也,或称兼症,或称伴发症,为疾病之次要矛盾。

【认知方式】 可以通过望、闻、问、切四诊合参获得主从的信息,但首重问诊。

【思辨重点】 问明病史、症状、体征、因果关系,明了主诉及其他医生治疗经过及其治疗效果。厘清本病的主证与从证,明确当前主证与从证。

【临床意义】 辨清主从可以指导治疗,主证者当务之急宜解决,防止疾病进展,及时控制病情,次证者兼而顾之。

【联系形神】 主从之辨证要素与形神有一定关系,主证者多影响形神,从证者多影响不大。

7. 标本

【一般情况】 标和本的概念是相对的,标本关系常用来概括说明事物的现象和本质,亦可概括疾病过程中矛盾的主次先后关系。本,是事物的主要矛盾; 标,是事物的次要矛盾。标本是随着疾病发展变化的具体情况而变化的。就邪正而言,正气为本,邪气为标; 就病机与症状而言,病机为本,症状为标; 就疾病先后言,旧病、原发病为本,新病、继发病为标; 就病位而言,脏腑精气病为本,肌表经络病为标。故而,标本不是绝对的,而是相对的,有条件的。

【认知方式】 标本的辨识主要为问诊,亦需旁参望、闻、切三诊。

【思辨重点】 通过四诊的筛查,当须明断疾病的本质与表现、真与假、急与缓。能够准确地分清疾病的主次先后与轻重缓急,从复杂的疾病矛盾中找出其主要矛盾或矛盾的主要方向,进而采取有针对性的治疗方法,以获得理想的治疗效果。

【临床意义】 明辨标本之后,需要制定治则,即选择"急则治其标""缓则治其本""标本兼治",以指导治疗。急则治其标,在疾病过程中出现某些危急症状的时候,应当先治或急治。此时病证过程中的危重症状已经成为疾病矛盾的主要方面,若不及时解决,当危及生命。如大出血病人,无论何种原因导致,均采取紧急止血的措施,待血止后再予以针对性治疗。缓则治其本,对于病情缓和、病势迁延、暂无急重病状的情况下,此时必须着眼于疾病本质的治疗。因为标证是源自于本证的,本证得到治疗,标证自然随之消失或缓解,如哮喘的缓解期的治疗。尚可采取标本兼治,在标证与本证错杂并重时可采取此法。

【联系形神】 标本之重要辨证要素与形神有重要联系。标证多显于神,本证多显于形。标证病短、多实,影响神情; 本证病长、多虚,病久则伤形。

8. 逆顺

【一般情况】 逆,即逆证; 顺,即顺证。此辨证要素系孙老据《中藏经》而化裁,为孙老研读《中藏经》之心得。《中藏经》源于《内经》而异流,以形、证、脉、气为依据,创立"脏腑辨证八纲",曰"虚实寒热生死逆顺"。辨病机则定性为寒、热、虚、实,辨病势则预后为生、死、逆、顺,指出:"夫人有五脏六腑,虚、实、寒、热、生、死、逆、顺,皆见于形证脉气,若非诊察,无由识也。"其脏腑辨证八纲之学术思想十分明确,独具特色。辨证要旨为判定顺逆、决断生死,认为"生死致理,阴阳中明;从逆之兆,亦在乎审明"。

【认知方式】 可以通过望、闻、问、切四诊合参获得逆顺的信息,但首重切诊。

【思辨重点】 脉证合参,顺逆可判。然一病有多证多脉,一证亦有多症多脉,如何撮其要领以辨顺证、逆证?《中藏经》以阴阳病证和形脉之相符与否而辨识顺逆。尚得了解病程、症候、治疗效果反馈,疾病是否向愈,抑或恶化。医者是否失治,抑或误治,是否重新诱发。

【临床意义】 凡阳病阴证、阴病阳证、上下交变、阴阳颠倒、冷热相乘,皆可谓阴阳病证不相符,是为逆证;凡形瘦脉大、胸中多气,形肥脉细、胸中少气,皆可谓形脉不相符,亦为逆证。反此者,则为顺证。《中藏经·察声色形证决死法第四十九》指出:"凡人五脏六腑,荣卫关窍,宜平生气血顺度,循环无终,是为不病之本,若有缺绝,则祸必来矣"。此即通常达变以知顺逆之义。"要在临病之时,存神内想,息气内观,心不妄视,着意精察,方能通神明,探幽微,断死决生,千无一误。"此乃《中藏经》脏腑辨证之心法。

【联系形神】 逆顺之辨证要素与形神有重要关系。顺证多不影响形神,逆证多消耗形体,耗伤心神。

9. 生死

【一般情况】 生证,即易痊之证(良性);死证,即难愈之证(恶性)。此辨证要素,并非仅限于死生之含义。"生死"辨证要素亦源自于孙老对《中藏经》之感悟。纵览医籍,凡虚实寒热之辨者,汗牛充栋,而决生死逆顺者,凤毛麟角。《中藏经》则将决生死逆顺列为辨证之纲,明断其病证"不治""死""几日死""十死不治",或断"可治""不妨""不治自愈",辞确言明。而且在论杂病之后,更以"论诊杂病必死候第四十八""察声色形证决死法第四十九"两篇,列举决死之脉候共116条,专论决生死法,盖以望诊、闻诊及切诊所获知患者舌象、脉象以及声音、色泽、形体、气味等形、证、脉、气为依据,决断其病证之生死逆顺。

【认知方式】 可以通过望、闻、问、切四诊合参(包含各种理化检查结果),获得生死的信息,但首重切诊。

【思辨重点】 通过四诊了解机体之整体,察明脉象、舌象、特殊指征,问明得食与否,进一步了解生机是否存在,判明疾病的预后。

【临床意义】 辨生死亦当视脉证是否相符,而《中藏经》则据五色、五脉、时气三者相应与否而明辨,且尤重脉诊以别生死,兼顾色泽以定吉凶。《论诊杂病必死候第四十八》曰:"五脏六腑之气消耗,则脉无所依,色无所泽,如是者百无一生。"所谓"生证",系指病重而可治,或可不治自愈者,如:"肝之病,身热恶寒,四肢不举,其脉弦长者可生";"夏日心病,左手寸口脉弦而长或缓而大者可生";"脾病其色黄,饮食不消,心腹胀满,身体重,肢节痛,大便硬,小便不利,其脉微缓而长者可治";"饮酒当风,中于肺则咳嗽喘闷,……无血者,可治;面黄目白者,可治";"冬脉沉濡而滑曰平,反浮涩而短,肺来乘肾,虽病易治;反弦细而长者,肝来乘肾,不治自愈;反浮大而洪,心来乘肾,不为害"。所谓"死证",系指病重难治,或虽病轻、未病而其人不寿者。如:"肝病则头痛,胁痛,目眩,肢满,囊缩,小便不通,十日死";"面青,人中反者,三日死";"齿忽黑色者,三十日死";"心病,狂言汗出如珠,身厥冷,其脉当浮而大,反沉濡而滑;甚色当赤,今反黑者,水克火,十死不治";"脾病则舌强语涩,转筋卵缩,牵阴股,引髀痛,身重不思食,鼓胀变则水泄,不能卧者,死不治也";肺病"其人素声清而雄者,暴不响亮,而拖气用力,言语难出,视不转睛,虽未为病,其人不久";"肾病手足逆冷,面赤目黄,小便不禁,骨节烦痛,小腹结痛,气上冲心,脉当沉细而滑,今反浮大而缓;其色当黑,其今反者,是土来克水,为大逆,十死不治也"。

【联系形神】 生死之辨证要素与形神有重要联系,生证形神多不受损伤,死证形神多严重耗伤,很难恢复。

第四章　中和用药

孙老在临床组方选药的一大特色即是"三联药组"的配伍和应用。三联药组又称角药、串药。"角药"配伍是以三味药物为组合单位的一种药物配伍方法。由于疾病的复杂性以及药物自身性味功用限制,单味药或两味药有时不能适用临证需要,以三味药组成的角药配伍是一种更为复杂的配伍形式。角药是以中医基本理论为基础,以辨证论治为前提,以中药气味、性能、七情为配伍原则,三种中药联合使用、系统配伍。角药介于中药与方剂之间,在方剂中起主要或辅助作用,或独立成方。在临床应用中可起到减毒增效之作用,因而备受重视,经常被有意或无意地加以应用。

孙老认为,"三联药组"的基本思想是秉承中国传统文化追求阴阳平衡的理念和天地人三才的思想。孙老配伍的"三联药组"灵活多变,是在总结前人用药经验的基础上进行升华和创新而形成的。如三联药组中有相当一部分是以传统的药对、古方作为基础,是源于传统而优于传统。

"三联药组"注重药物功效的相须、相使、相畏、相杀及其药物的四气五味、升降浮沉。三药相互协作、制约,形成一个特定的功能单元。临证处方时,可参照古方的组方思路,按君臣佐使的架构来组方,并根据具体的病情,化裁应用。孙老强调,对古方重在取其思路,强调用其法,而不泥其方。古方中的药物如果适合病情需要者则径取而用之,可不必师心自用。如不符合病情,则依法重新配制新的三联药组。如法半夏、广陈皮具有化痰、祛湿功能,配以佩兰叶则清化湿热,可用于湿热中阻;配以麦门冬,则化痰清热,用于咳嗽痰黏难以咳出者。再如乌贼骨、西砂仁药对能保护和修复胃黏膜,是孙老治疗胃病的专药,配广橘络则可治胃脘胀满,加鸡内金则增加消化力,提高食欲。

"三联药组"根据其功能特点大致可以分为三种类型。

第一型:祛邪组合,用于攻邪。如"金银花、蒲公英、连翘壳""天葵子、猫爪草、半枝莲""法半夏、广陈皮、麦门冬"等"三联药组"的用法。

第二型：扶正组合，用于增强抵抗力，提高机体的防御功能，是针对气血阴阳的失衡而设，用以纠正机体气血阴阳的失调。对气血不足者，治以益气活血。在益气活血中又重在益气。阴阳失调者则视其需要以补其不足、纠其所偏。如"生晒参、生北芪、紫丹参"等"三联药组"的用法。

第三型：辅助组合。主要用于引药直达病所，或用针对性强的专病专药。如"云茯神、炒枣仁、灯心草""蔓荆子、西藁本、紫浮萍"等"三联药组"的应用。

孙老在临证实践中，根据"三联药组"的组方思想，探索和积累了大量的"三联药组"，应用于临床，确有效验。现将部分孙老常用的"三联药组"举例如下。

1. 生晒参、生黄芪、紫丹参

人参，出自《神农本草经》。本品为五加科植物人参的干燥根。生晒参，是把鲜参清洗干净后，用烘干设备烘干的人参。性味甘、微苦，平。归脾、肺、心经。功能大补元气，复脉固脱，补脾益肺，生津，安神。用于体虚欲脱，肢冷脉微，脾虚食少，肺虚喘咳，津伤口渴，内热消渴，久病虚羸，惊悸失眠，阳痿宫冷；心力衰竭，心源性休克。

黄芪，出自《神农本草经》。本品为豆科植物蒙古黄芪或膜荚黄芪的干燥根。性味甘，温。归肺、脾经。功能补气固表，利尿托毒，排脓，敛疮生肌。用于气虚乏力，食少便溏，中气下陷，久泻脱肛，便血崩漏，表虚自汗，气虚水肿，痈疽难溃，久溃不敛，血虚萎黄，内热消渴；慢性肾炎蛋白尿，糖尿病。

丹参，出自《神农本草经》。本品为唇形科植物丹参的干燥根及根茎。味苦；微寒。归心、心包、肝经。功能活血祛瘀、调经止痛、养血安神、凉血消痈。主治妇女月经不调、痛经、经闭、产后瘀滞腹痛、心腹疼痛、癥瘕积聚、热痹肿痛、跌打损伤、热入营血、烦躁不安、心烦失眠、痈疮肿毒等。

【功效与应用】 此三联药组，功能益气活血，适用于气血不足、气虚血瘀等证。若出血明显，则丹参用量极少或不用。在人参的选择上，孙老经常根据临床情况的不同而选用西洋参、生晒参、潞党参、太子参，玄参等。

2. 益母草、制香附、全当归

益母草，出自《本草图经》。本品为唇形科植物益母草的新鲜或干燥地上部分。性味苦、辛，微寒。归肝、心包经。功能活血，祛瘀，调经，消水。

治月经不调,痛经,经闭,恶露不尽,胎漏难产,胞衣不下,产后血晕,瘀血腹痛,崩中漏下,尿血,泻血,水肿尿少,痈肿疮疡。

香附,出自《本草纲目》。本品为莎草科植物莎草的干燥根茎。性味辛、微苦、微甘,平。归肝、脾、三焦经。功能行气解郁,调经止痛。用于肝郁气滞,胸、胁、脘腹胀痛,消化不良,胸脘痞闷,寒疝腹痛,乳房胀痛,月经不调,经闭痛经,崩漏带下。《本草纲目》:"香附之气平而不寒,香而能窜,其味多辛能散,微苦能降,微甘能和。生则上行胸膈,外达皮肤,熟则下走肝肾,外彻腰足。……得参、术则补气,得归、地则补血,……得艾叶则治血气、暖子宫。乃气病之总司,女科之主帅也。"《本草经疏》:"莎草根,治妇人崩漏、带下、月经不调者,皆降气、调气、散结、理滞之所致也,盖血不自行,随气而行,气逆而郁,则血亦凝涩,气顺则血亦从之而和畅,此女人崩漏带下,月事不调之病所以咸须之耳。然须辅之以益血凉血之药,气虚者兼入补气药乃可奏功也。"

当归,出自《神农本草经》。本品为伞形科植物当归的干燥根。性味甘、辛,温。归肝、心、脾经。功能补血活血,调经止痛,润肠通便。用于血虚萎黄,眩晕心悸,月经不调,经闭痛经,癥瘕结聚,崩漏;虚寒腹痛,肠燥便秘,风湿痹痛,跌扑损伤,痈疽疮疡。

【功效与应用】 此三联药组,功能行气祛瘀,补血和血。适用于气血不足、气滞血瘀等所致多种妇科病症,如月经周期紊乱、经行过长或过短、经量过少或过多、崩漏、经闭、痛经、产后腹痛、恶露不尽等。

3. 补骨脂、骨碎补、川续断

补骨脂,出自《雷公炮炙论》。本品为豆科植物补骨脂的干燥成熟果实。性味辛、苦,温。归肾、脾经。功能温肾助阳,纳气,止泻。用于阳痿遗精,遗尿尿频,腰膝冷痛,肾虚作喘,五更泄泻;外用治白癜风,斑秃。

骨碎补,出自《药性论》。本品为水龙骨科植物槲蕨的干燥根茎。性味苦,温。归肾、肝经。功能补肾强骨,续伤止痛。用于肾虚腰痛,耳鸣耳聋,牙齿松动,风湿痹痛,跌仆闪挫,筋骨折伤;外治斑秃,白癜风。

续断,出自《神农本草经》。本品为川续断科植物川续断的干燥根。性味苦、辛,微温。归肝、肾经。功能补肝肾,强筋骨,调血脉,续折伤,止崩漏。用于腰背酸痛,肢节痿痹,跌仆创伤,损筋折骨,胎动漏红,血崩,遗精,带下,痈疽疮肿。《本草汇言》:"续断,补续血脉之药也。大抵所断之血脉非此不续,所伤之筋骨非此不养,所滞之关节非此不利,所损之胎孕非此不安,久服常服,能益气力,有补伤生血之效,补而不滞,行而不泄,故女科、外科取用恒多也。"

【功效与应用】 此三联药组,功能补肾健骨,接续筋骨。适用于肝肾不足、骨质疏松、筋骨外伤所致腰背酸痛,腰膝冷痛、酸软无力,跌打损伤、筋断骨折等症。

4. 生甘草、浮小麦、大红枣

甘草,出自《神农本草经》。本品为豆科植物甘草、胀果甘草或光果甘草的干燥根。性味甘,平,归心、肺、脾、胃经。功效补脾益气,清热解毒,祛痰止咳,缓急止痛,调和诸药。用于脾胃虚弱,倦怠乏力,心悸气短,咳嗽痰多,脘腹、四肢挛急疼痛,痈肿疮毒,缓解药物毒性、烈性。李杲谓:"甘草,阳不足者补之以甘,甘温能除大热,故生用则气平,补脾胃不足,而大泻心火;炙之则气温,补三焦元气,而散表寒,除邪热,去咽痛,缓正气,养阴血。凡心火乘脾,腹中急痛,腹皮急缩者,宜倍用之。其性能缓急,而又协和诸药,使之不争,故热药得之缓其热,寒药得之缓其寒,寒热相杂者,用之得其平。"《本草汇言》:"实满忌甘草。"对于脾胃不和之脘腹胀满者,孙老多不用甘草,以防中满。

浮小麦,出自《本草汇言》。本品为干瘪轻浮的小麦,水淘浮起者。性味甘咸,凉。归心经。功能除虚热;止汗。主治阴虚发热,盗汗,自汗。《纲目》:"益气除热,止自汗盗汗,骨蒸虚热,妇人劳热。"《现代实用中药》:"补心,止烦,除热,敛汗,利小便。"

大红枣,出自《神农本草经》。本品为鼠李科植物枣的成熟果实。性味甘,温。归脾、胃经。功能补中益气,养血安神。用于脾虚食少,乏力便溏,妇人脏躁。

【功效和应用】 此三联药,即以浮小麦替换甘麦大枣汤(《金匮要略》)中之小麦。功能甘润平补,养心安神,和中缓急。主治诸如心阴不足、肝气失和之更年期综合征、产后抑郁症、癔病、神经官能症等,症见悲伤欲哭、呵欠频作、焦虑、心烦心悸、自汗盗汗等。

5. 石决明、川杜仲、川牛膝

石决明,出自《名医别录》。本品为鲍科动物杂色鲍、皱纹盘鲍、耳鲍、羊鲍等的贝壳。性味咸,平。入肝、肾经。功能平肝潜阳,清肝明目。主治风阳上扰、头痛眩晕,惊搐,骨蒸劳热,青盲内障。

杜仲,出自《神农本草经》。本品为杜仲科植物杜仲的干燥树皮。性味甘、温。归肝、肾经。功能补肝肾,强筋骨,安胎。主治腰脊酸疼,足膝痿弱,小便余沥,阴下湿痒,胎漏欲堕,胎动不安,高血压等。

牛膝,出自《神农本草经》。本品为苋科植物牛膝的干燥根。性味苦、酸、平。归肝、肾经。功能补肝肾,强筋骨,活血通经,引火下行,利尿通淋。主治腰膝酸痛,下肢痿软,血滞经闭,痛经,产后血瘀腹痛,癥瘕,胞衣不下,热淋,血淋,跌打损伤,痈肿恶疮,咽喉肿痛等。

【功效和应用】 此三联药组,功能滋补肝肾、平肝潜阳,资下以制上,适用于上实下虚之肝肾不足、肝阳上亢证而见头痛、头晕、头胀、耳鸣、脑鸣、面红目赤,急躁易怒,腰膝酸软等症者。

6. 云茯神、炒枣仁、龙眼肉

茯神,出自《名医别录》,为多孔菌科植物茯苓菌核中间天然抱有松根(即"茯神木")的白色部分。性味甘淡,平。入心、脾经。功能宁心,安神,利水。主治心虚惊悸,健忘,失眠,惊痫,小便不利。

酸枣仁,出自《雷公炮炙论》。炒酸枣仁,即取净酸枣仁,照清炒法炒至鼓起,色微变深。性味甘、酸,平。归肝、胆、心经。功能养肝,宁心,安神,敛汗。用于虚烦不眠,惊悸多梦,体虚多汗,津伤口渴。王好古:"治胆虚不眠,寒也,炒服;治胆实多睡,热也,生用。"

龙眼肉,出自《开宝本草》,为无患子科植物龙眼的假种皮。性味甘,温。归心、脾经。功能补益心脾,养血安神。用于气血不足,心悸怔忡,健忘失眠,血虚萎黄。

【功效和应用】 此三联药组,功能养心健脾安神,用于心脾两虚、气血不足之失眠、多梦、惊悸、健忘等。其中,茯神、炒枣仁为孙老治疗失眠惊悸的基本药对,根据辨证不同而加入相应之药,组成不同三联药组,如心脾两虚,则加入龙眼肉,组成养心健脾安神之"云茯神、炒枣仁、龙眼肉"三联药组;如心经热盛,则加入灯心草,组成清心安神之"云茯神、炒枣仁、灯心草"三联药组。

7. 川杜仲、刀豆子、金毛狗脊

川杜仲,见第5条。

刀豆,出自《救荒本草》,本品为豆科植物刀豆的干燥成熟种子、果壳及根。性味甘,温。归胃、肾经。功能温中下气,益肾补元。治虚寒呃逆,呕吐,腹胀,肾虚腰痛,痰喘。

狗脊,出自《神农本草经》。本品为蚌壳蕨科植物金毛狗脊的干燥根茎。性味苦、甘,温。归肝、肾经。功能补肝肾,除风湿,强腰脊,利关节。用于腰膝酸软,足膝软弱无力,膝痛脚弱,寒湿周痹,失溺,尿频,遗精,白带过多等。《本草经疏》:"狗脊,苦能燥湿,甘能益血,温能养气,是补而能走之药也。肾虚则腰背强,机关有缓急之病,滋肾益气血,则腰背不强,机关无缓急之患矣。周痹寒湿膝痛者,肾气不足,而为风寒湿之邪所中也,兹得补则邪散痹除而膝亦利矣。老人肾气衰乏,肝血亦虚,则筋骨不健,补肾入骨,故利老人也。失溺不节,肾气虚脱故也。《经》曰:"腰者肾之府,动摇不能,肾将惫矣。"此腰痛亦指肾虚而为湿邪所乘者言也。气血不足,则风邪乘虚客之也。淋露者,肾气与带脉冲任俱虚所致也。少气者,阳虚也。目得血而能视,水旺则瞳子精明,肝肾俱虚,故目阇。女子伤中,关节重者,血虚兼有湿也,除湿益肾,则诸病自寥,脊坚则俯仰自利矣。"

【功效和应用】 此三联药组,功能补肝肾,强腰膝,祛风湿。适用于痿病、痹病后期、小儿脑瘫、脑梗死后遗症等多种疾病所致的以下肢痿弱无力为主症者。

8. 海螵蛸、西砂仁、广橘络

海螵蛸,出自《本草纲目》,别名乌鲗骨(《素问》)、乌贼鱼骨(《本经》)。本品为乌贼科动物无针乌贼或金乌贼的干燥内壳。味咸、涩,性温。归肝、肾经。收敛止血,涩精止带,制酸止痛,收湿敛疮。用于吐血,呕血,崩漏,便血,衄血,创伤出血,肾虚遗精滑精,赤白带下,胃痛嘈杂,嗳气泛酸;外治湿疹溃疡。

砂仁,出自《本草蒙荃》。本品为姜科植物阳春砂或缩砂的成熟果实或种子。性味辛,温。入脾、胃、肾经。化湿行气,和胃醒脾,安胎。治腹痛痞胀,胃呆食滞,噎膈呕吐,寒泻冷痢,妊娠胎动。或入丸、散。阴虚有热者忌服。

橘络,出自《本草求原》。本品为芸香科植物福橘或朱橘等多种橘类的果皮内层的筋络。性味甘、苦,平。入肝、肺、脾经。通络,理气,化痰,治经络气滞,久咳胸痛,痰中带血,伤酒口渴。《本草求原》谓其:"通经络,舒气,化痰,燥胃去秽,和血脉。"

【功效和应用】 此三联药组,重在行气和胃,适用于治胃脘胀满。此药组中,乌贼骨、西砂仁为基本药对,能保护和修复胃黏膜。孙老将其称之为治疗胃病的专药,广泛应用于各种胃病,视胃病证型的不同而配伍相应的药物,如配橘络则行气和胃,配蒲公英可清胃热,配干姜能散胃寒,配鸡内金以消食滞等。

9. 麦门冬、五味子、灵磁石

麦门冬,出自《神农本草经》。本品为百合科植物沿阶草的块根。性甘、微苦,寒,入肺、胃、心经。功能养阴润肺,清心除烦,益胃生津。治肺燥干咳,吐血,咯血,肺痿,肺痈,虚劳烦热,消渴,热病津伤,咽干口燥,便秘。《本草衍义》:"治心肺虚热。"《珍珠囊》:"治肺中伏火,生脉保神。"《本草汇言》:"麦门冬,清心润肺之药也。主心气不足,惊悸怔忡,健忘恍惚,精神失守,或肺热肺燥,咳声连发,肺痿叶焦,短气虚喘,火伏肺中,咯血咳血或虚劳客热,津液干少;或脾胃燥涸,虚秘便难。此皆心肺肾脾元虚火郁之证也。然而味甘气平,能益肺金,味苦性寒,能降心火,体润质补,能养肾髓,专治劳损虚热之功居多。如前古主心腹结气,伤中伤饱,胃络脉绝,羸瘦短气等疾,则属劳损明矣。"《本草新编》:"麦门冬,泻肺中之伏火,清胃中之热邪,补心气之劳伤,止血家之呕吐,益精强阴,解烦止渴,美颜色,悦肌肤,退虚热,解肺燥,定咳嗽,真可持之为君而又可借之为臣使也。但世人未知麦冬之妙用,往往少用之而不能成功为可惜也。不知麦冬必须多用,力量始大,盖火伏于肺中,烁干内液,不用麦冬之多,则火不能制矣;热炽于胃中,熬尽其阴,不用麦冬之多,则火不能息矣。更有膀胱之火,上逆于心胸,小便点滴不能出,人以为小便火闭,由于膀胱之热也,用通水之药不效,用降火之剂不效,此又何用乎?盖膀胱之气,必得上焦清肃之令行,而火乃下降,而水乃下通。夫上焦清肃之令禀于肺也,肺气热,则肺清肃之令不行,而膀胱火闭,水亦闭矣。故欲通膀胱者,必须清肺金之气,清肺之药甚多,皆有损无益,终不若麦冬清中有补,能泻膀胱之火,而又不损膀胱之气,然而少用之,亦不能成功,盖麦冬气味平寒,必多用之而始有济也。"

五味子,出自《神农本草经》。本品为木兰种植物五味子的果实。性酸,温,入肺、心、肾经。收敛固涩,益气生津,宁心安神。主咳嗽虚喘,梦遗滑精,尿频遗尿,久泻不止,自汗盗汗,津伤口渴,心悸失眠。《本经》:"主益气,咳逆上气,劳伤羸瘦,补不足,强阴,益男子精。"《别录》:"养五脏,除热,生阴中肌。"

磁石,出自《神农本草经》。本品为氧化物类矿物磁铁矿的矿石。性味辛、咸,平。归肝、心、肾经。功能平肝潜阳,聪耳明目,镇惊安神,纳气平喘。用于头晕目眩,视物昏花,耳鸣耳聋,惊悸失眠,肾虚气喘。

【功效和应用】　此三联药组,重在养阴清心,生津除烦,适用于口干咽燥、心悸心烦等症。

10. 淡紫草、生薏米、芡实仁

紫草,出自《神农本草经》。本品为紫草科植物紫草、新藏假紫草或滇紫草的根。性味甘、咸,寒。归心、肝经。功能凉血,活血,清热,解毒。治温热斑疹,湿热黄疸,紫癜,吐、衄、尿血,淋浊,热结便秘,烧伤,湿疹,丹毒,痈疡。

薏苡仁,出自《神农本草经》。本品为禾本科植物薏苡的种仁。别名薏米(《药品化义》)、薏仁(《本草新编》)、苡仁(《临证指南医案》)、苡米(《本草求原》)。性味甘、淡,凉。归脾、胃、肺经。功能健脾,补肺,清热,利湿。治泄泻,湿痹,筋脉拘挛,屈伸不利,水肿,脚气,肺痿,肺痈,肠痈,淋浊,白带。

芡实,出自《本草纲目》,别名鸡头实(《神农本草经》)。为睡莲科植物芡的成熟种仁。性味甘、涩,平。归脾、肾经。功能固肾涩精,补脾止泄。治遗精,淋浊,带下,小便不禁,大便泄泻。

【功效和应用】　此三联药组为孙老的经验用药,主要适用于如血小板减少等疾病。

11. 漂射干、炙紫菀、款冬花

射干,出自《神农本草经》。本品为鸢尾科植物射干的干燥根茎。性味苦,寒。归肺、肝经。功能清热解毒、祛痰利咽、消瘀散结。主治热毒痰火郁结,咽喉肿痛;痰壅咳喘;瘰疬结核;疟母癥瘕;痈肿疮毒等。

紫菀,出自《神农本草经》。本品为菊科植物紫菀的干燥根及根茎。性味辛,苦,温。归肺经。功能润肺下气,消痰止咳。用于痰多喘咳,新久咳嗽,劳嗽咳血,喉痹。

款冬花,出自《神农本草经》。本品为菊科植物款冬的干燥花蕾。性味辛,微苦,温。归肺经。功能润肺下气,止咳化痰。用于新久咳嗽,喘咳痰多,劳嗽咳血,喉痹。功效与紫菀相类。

【功效与应用】　此三联药组,功能降逆定喘,适用于痰饮犯肺、肺失宣降之咳嗽、咳喘、咳痰,或咽源性咳嗽而见咳嗽、咽痒咽痛等症。

12. 云茯苓、炒白术、化橘红

茯苓,出自《神农本草经》。本品为多孔菌科真菌茯苓的干燥菌核。性味甘、淡,平。归心、肺、脾、肾经。功能利水渗湿,健脾宁心。用于水肿尿少,痰饮眩悸,脾虚食少,便溏泄泻,心神不安,惊悸失眠。

白术,出自陶弘景《本草经集注》,即《神农本草经》之"术"。本品为菊科植物白术的干燥根茎。性味苦、甘,温。归脾、胃经。功能健脾益气,燥湿利水,止汗,安胎。主治脾气虚弱,神疲乏力,食少腹胀,大便溏薄,水饮内停,小便不利,水肿,痰饮眩晕,湿痹酸痛,气虚自汗,胎动不安。

橘红,出自《本草纲目》。本品为芸香科植物化州桔或橘及其栽培变种的干燥外层果皮。性味辛、苦,温。归肺、脾经。功能散寒,燥湿,利气,消痰,用于风寒咳嗽,喉痒痰多,食积伤酒,呕恶痞闷。

【功效与应用】 此三联药组,功能逐饮燥湿,适用于脾虚湿盛,痰饮内停所致之神疲乏力,食少痰多,胸脘满闷,头眩心悸,小便不利等症。

13. 炙麻绒、北细辛、生姜片

麻黄绒,取已经加工切碎的净麻黄放在碾槽里,研至纤维疏松成绒状。麻黄,出自《神农本草经》。辛、微苦,温。归肺、膀胱经。功效发汗散寒,宣肺平喘,利水消肿。可适用于恶寒发热,无汗,头痛身疼,咳嗽气喘,风水,小便不利,风湿痹痛,肌肤不仁以及风疹瘙痒,阴疽痰核等。麻黄绒作用缓和,适于老人、幼儿及虚人风寒感冒。蜜麻黄绒作用更为缓和,适于表证已解而喘咳未愈的老人、幼儿及体虚患者。

细辛,出自《神农本草经》。本品为马兜铃科植物北细辛、汉城细辛或华细辛的干燥全草。性味辛,温。归心、肺、肾经。功能祛风散寒,通窍止痛,温肺化饮。用于风寒感冒,头痛,牙痛,鼻塞鼻渊,风湿痹痛,痰饮喘咳等。

生姜,出自《本草经集注》。本品为姜科植物姜的新鲜根茎。性味辛,微温。归肺、脾、胃经。功能解表散寒,温中止呕,化痰止咳。用于风寒感冒,胃寒呕吐,寒痰咳嗽。

【功效与应用】 此三联药组,功能表散风寒,适用于风寒束表所致的恶寒、咳嗽、痰饮喘咳等症。

14. 金银花、蒲公英、连翘壳

金银花,出自《履巉岩本草》。本品为忍冬科植物忍冬、红腺忍冬、山银花(毛萼忍冬)或毛花柱忍冬的干燥花蕾或带初开的花。性味甘,寒。归肺、心、胃经。功能清热解毒,凉散风热。用于风热感冒,温病发热,热毒血痢,痈肿疔疮,喉痹,丹毒,痈疡,肿毒,瘰疬,痔漏等。

蒲公英,出自《新修本草》。本品为菊科植物蒲公英、碱地蒲公英或同属数种植物的干燥全草。性味苦、甘,寒。归肝、胃经。功能清热解毒,消肿散结,利尿通淋。用于感冒发热,咽痛,疔疮肿毒,乳痈,瘰疬,目赤,肺痈,肠痈,胃炎,胆囊炎,湿热黄疸,热淋涩痛等。《本草新编》:"蒲公英亦泻胃火之药,但其气甚平,既能泻火,又不损土,可以长服久服而无碍。"

连翘,出自《神农本草经》。本品为木犀科植物连翘的干燥果实。性味苦,微寒。归肺、心、肝、胆、小肠经。功能清热解毒,消肿散结。用于风热感冒,温病初起,温热入营,高热烦渴,神昏发斑,热淋尿闭,喉痹,痈疽,瘰瘤,瘰疬,乳痈,丹毒等。

【功效与应用】 此三联药组,功能清热解毒,消肿散结。适用于肺、胃实热等证所致的发热,咳嗽胸痛,咽红咽痛,口干,口臭、口腔糜烂、牙龈肿痛、小便短赤,疮痈等症。

15. 正川芎、西藁本、蔓荆子

川芎,出自《汤液本草》。本品为伞形科植物川芎的干燥根茎。性味辛,温。归肝、胆、心包经。功能行气开郁,祛风燥湿,活血止痛。治风冷头痛眩晕,胸胁刺痛,寒痹筋挛;月经不调,经闭痛经,癥瘕腹痛,经闭,难产,产后瘀阻;跌仆肿痛,痈疽疮疡。

藁本,出自《神农本草经》。本品为伞形科藁本属植物藁本或辽藁本的干燥根茎及根。性味辛,温。归膀胱经。功能祛风,散寒,除湿,止痛。用于风寒感冒头痛,巅顶疼痛,风湿肢节痹痛,寒湿腹痛,泄泻,疝瘕,疥癣等。

蔓荆子,出自《本草经集注》。本品为马鞭草科植物单叶蔓荆或蔓荆的果实。性味辛、苦,微寒。归膀胱、肝、胃经。功能疏散风热,清利头目。用于风热感冒,正、偏头痛,齿龈肿痛,目赤多泪,目暗不明,头晕目眩,湿痹拘挛。

【功效与应用】 此三联药组,功能祛风止痛,清利头目。适用于风邪头痛、头目昏花等症。

16. 荆芥穗、矮地茶、蒲公英

荆芥,出自《吴普本草》。本品为唇形科植物荆芥的干燥地上部分。性味辛,微温。归肺、肝经。功能解表散风,透疹。用于感冒,头痛,麻疹,风疹,疮疡初起。荆芥穗即荆芥之花穗，其效用与荆芥相同，惟发散之力较强。

矮地茶，出自《湖南药物志》，即《本草图经》中之紫金牛。本品为紫金牛科植物紫金牛的全株。性平，味辛、微苦。归肺、肝经。功能化痰止咳，利湿，活血。用于新久咳嗽，喘满痰多，咳嗽痰中带血；湿热黄疸；经闭；跌仆损伤。

蒲公英，见第14条。

【功效与应用】　此三联药组，功能祛风化痰、止咳平喘。适用于外感咳喘，不论新久、无论风寒风热，症见恶寒、咽痛、咽痒、咳痰、咳嗽、咳喘等，均可配伍运用。

17. 佩兰叶、法半夏、广陈皮

佩兰，出自《本草再新》，即《本经》之兰草、水香。本品为菊科植物佩兰的干燥地上部分。性味辛，平。归脾、胃、肺经。功能芳香化湿，醒脾开胃，发表解暑，辟秽。用于湿浊中阻，脘痞不饥，呕恶，口中甜腻，口臭，多涎；感受暑湿，寒热头痛，头胀胸闷。

陈皮，即《神农本草经》之“橘皮”。本品为芸香科植物橘及其栽培变种的干燥成熟果皮。性味苦、辛，温。归肺、脾经。功能理气健脾，燥湿化痰。用于胸脘胀满，食少吐泻，咳嗽痰多。

半夏，出自《神农本草经》。本品为天南星科植物半夏的干燥块茎。其炮制有法半夏、清半夏、姜半夏等不同。本品性味辛，温，有毒。归脾、胃、肺经。功能燥湿化痰，降逆止呕，消痞散结。治湿痰冷饮，呕吐，反胃，咳喘痰多，胸膈胀满，痰饮眩悸，风痰眩晕，痰厥头痛，头晕不眠，梅核气。生用外治痈肿痰核。

【功效与应用】　此三联药组，功能醒脾化湿，健脾化痰，适用于痰湿阻滞而见痰多胸闷、湿痰咳嗽、脘痞纳呆、肢体沉重，嗜卧不收，头沉头蒙、口黏口腻，舌苔黏腻等症。

18. 谷麦芽、鸡内金、大红枣

谷芽，出自《本草纲目》。本品为禾本科植物粟的成熟果实经发芽干燥而得。性味甘，温。归脾、胃经。功能消食和中，健脾开胃。用于食积不消，腹胀口臭，脾胃虚弱，不饥食少。炒谷芽偏于消食，用于不饥食少。焦谷芽善化积滞，用于积滞不消。

麦芽，出自《本草纲目》。本品为禾本科植物大麦的成熟果实经发芽干燥而得。性味甘,平。归脾、胃经。功能行气消食,健脾开胃,退乳消胀。用于食积不消,脘腹胀痛,脾虚食少,乳汁郁积,乳房胀痛,妇女断乳。生麦芽:健脾和胃,疏肝行气。用于脾虚食少,乳汁郁积。炒麦芽:行气消食回乳。用于食积不消,妇女断乳。焦麦芽:消食化滞。用于食积不消,脘腹胀痛。

鸡内金,出自《本草蒙筌》。本品为雉科动物家鸡的干燥沙囊内壁。性味甘,平。归脾、胃、小肠、膀胱经。功能健胃消食,涩精止遗。用于食积不消,呕吐泻痢,消渴,小儿疳积,遗尿,遗精。

大枣,出自《神农本草经》。本品为鼠李科枣属植物枣的干燥成熟果实。性味甘,温。归脾、胃经。功能补中益气,养血安神。用于脾虚食少,乏力便溏,心悸怔忡,妇人脏躁。《本经》:"主心腹邪气,安中养脾,助十二经。平胃气,通九窍,补少气、少津液,身中不足,大惊,四肢重,和百药。"

【功效与应用】 此三联药组,功能消食滞、健脾胃,适用于脾胃虚弱,而见纳呆、食滞等症。

19. 谷麦芽、鸡内金、炒扁豆

谷芽,见第18条。

麦芽,见第18条。

鸡内金,见第18条。

扁豆,出自《名医别录》。本品为豆科植物扁豆的白色种子。炒扁豆即取净扁豆仁,置锅内微炒至黄色,略带焦斑为度,取出放凉。性味甘,平。归经入脾、胃经。功能健脾和中,消暑化湿。主治暑湿吐泻,脾虚呕逆,食少久泄,水停消渴,赤白带下,小儿疳积。

【功效与应用】 此三联药组,功能消食滞、健脾胃,适用于脾胃虚弱,暑湿中阻而见食滞、纳呆、痞满、腹泻等症。

20. 花槟榔、大腹皮、制香附

槟榔,出自李当之《药录》。本品为棕榈科植物槟榔的干燥成熟种子。性味苦、辛,温。入脾、胃、大肠经。功能杀虫消积,降气,行水,截疟。用于绦虫、蛔虫、姜片虫病,虫积腹痛,积滞泻痢,脘腹胀痛,里急后重,水肿脚气,疟疾,痰癖,癥结。

大腹皮,出自侯宁极《药谱》。本品为棕榈科植物槟榔的干燥果皮。性味辛,微温。归脾、胃、大肠、小肠经。功能下气宽中,行水消肿。用于湿阻气滞,脘腹胀闷,大便不爽,水肿胀满,脚气浮肿,小便不利。

香附,见第2条。

【功效与应用】　此三联药组,功能疏肝和胃,化湿,行气止痛,适用于肝胃不和所致的脘腹痞胀、胸胁胀满、少腹胀痛等症。

21. 炒六曲、炒山楂、车前仁

神曲,出自《药性论》。本品为辣蓼、青蒿、杏仁等药加入面粉或麸皮混合后,经发酵而成的曲剂。甘、辛,温;无毒。归脾、胃经。功能健脾和胃,消食化积。主治饮食停滞,消化不良,脘腹胀满,食欲不振,呕吐泻痢。炒神曲,即取麸皮撒匀于热锅内,待起烟,将神曲倒入,炒至黄色,取出,筛去麸皮,放凉,或不加麸皮,炒至黄色亦可。《药品化义》:"神曲,味甘,炒香,香能醒脾,甘能治胃,以此平胃气,理中焦,用治脾虚难运,霍乱吐逆,寒湿泄泻,妇人胎动抢心,下血不止。若生用力胜,主消米谷食积,痰滞症结,胸满疟痞,小儿腹坚,皆能奏绩。"

山楂,出自《本草衍义补遗》。本品为蔷薇科植物山里红或山楂的干燥成熟果实。炒山楂即取拣净的山楂,置锅内用文火炒至外面呈淡黄色,取出,放凉。性味酸、甘,微温。归脾、胃、肝经。功能消食健胃,行气散瘀。用于肉食积滞,胃脘胀满,泻痢腹痛,瘀血经闭,产后瘀阻,心腹刺痛,疝气疼痛,高脂血症。焦山楂消食导滞作用增强。用于肉食积滞,泻痢不爽。《本草再新》:"治脾虚湿热,消食磨积,利大小便。"

车前子,出自《神农本草经》。本品为车前科植物车前或平车前的干燥成熟种子。性味甘,微寒。归肝、肾、肺、小肠、膀胱经。功能清热利尿,渗湿通淋,明目,祛痰。治小便不通,水肿胀满,热淋涩痛,淋浊,带下,尿血,暑湿泄泻,咳嗽多痰,湿痹,目赤障翳。

【功效与应用】　此三联药组,功能健脾和胃,利湿止泻,适用于湿盛、食滞所致的泄泻、脘痞、纳差、苔滑等症。

22. 玉米须,生荷叶,生山楂

玉米须,出自《四川中药志》。本品为禾本科植物玉蜀黍的花柱和柱头。性味甘、淡,平。归膀胱、肝、胆经。功能利尿消肿,清肝利胆。主急、慢性肾炎,水肿,小便淋沥,脚气,急、慢性肝炎,黄疸,胆囊炎,胆结石,高血压,糖尿病。

荷叶,出自《食疗本草》。本品为睡莲科植物莲的干燥叶。性味苦,平。归心、肝、脾、胃、胆、肺经。功能清热解暑,升发清阳,凉血止血。用于暑湿烦渴、暑湿泄泻、脾虚泄泻、腹胀、头痛眩晕、血热吐衄、便血崩漏、产后恶露不净等。

生山楂,见第21条。

【功效与应用】 此三联药组,功能利湿化浊,适用于糖尿病、高脂血症、肥胖、高血压等病症。

23. 川杜仲、川牛膝、干鹿筋

川杜仲,见第5条。

川牛膝,见第5条。

鹿筋,出自《唐本草》。为鹿科动物梅花鹿或马鹿四肢的肌腱。性味咸、温。归肝、肾经。补肝肾,强筋骨,祛寒湿。用于肝肾亏虚,劳损绝伤,风寒痹痛,转筋等。

【功效与应用】 此三联药组,功能补肝肾,强筋骨,祛风寒湿邪。适用于脑中风后遗症、小儿脑瘫等多种疾病所致下肢痿软无力,酸软疼痛,及痹病日久等症。

24. 蛇床子、炙百部、蛇舌草

蛇床子,出自《神农本草经》。本品为伞形科植物蛇床的干燥成熟果实。性味辛、苦,温;有小毒。归肾经。功能温肾壮阳,燥湿,祛风,杀虫。用于男子阳痿,阴囊湿痒,女子带下阴痒,宫冷不孕,湿痹腰痛;外治疥癣湿疮,外阴湿疹,妇人阴痒。《本草新编》谓:"蛇床子,功用颇奇,内外俱可施治,而外治尤良。"

百部,出自《本草经集注》。本品为百部科植物直立百部、蔓生百部或对叶百部的干燥块根。性味甘、苦,微温,有小毒。归肺经。功能润肺下气止咳,杀虫。用于新久咳嗽,肺痨咳嗽,百日咳;外用于阴痒,头虱,体虱,蛔虫、蛲虫病,皮肤疥癣、湿疹。

白花蛇舌草,出自《广西中药志》。本品为茜草科耳草属植物白花蛇舌草的全草。性味甘、淡,凉。入胃、大肠、小肠经。功能清热解毒,利湿消肿,活血止痛。用于肿瘤、盆腔炎,附件炎,肠痈(阑尾炎),疮疖肿毒,湿热黄疸,小便不利等症;外用治疮疖痈肿,毒蛇咬伤。

【功效与应用】 此三联药组,相反相成,多煎汤外用,功能杀虫止痒,适用于各种类型阴道炎、宫颈炎、盆腔炎等生殖系统疾患所致的白带增多(无论寒湿、湿热),亦可用于湿疹、痒疮、疥癣等。

25. 侧柏炭、地榆炭、棕榈炭

侧柏炭,为侧柏叶的炮制加工品,即取净侧柏叶置锅内,用武火或中火加热,炒至表面黑褐色,内部焦黄色。侧柏叶出自《药性论》,为柏科植物侧柏的嫩枝与叶。性味苦、涩,寒。归肺、肝、脾经。功能凉血止血,生发乌发,用于吐血衄血,咯血,便血,崩漏下血,血热脱发,须发早白。侧柏炭更侧重于收敛止血,用于咯血,吐血,便血,崩漏下血。

地榆炭,为地榆的炮制加工品,即取地榆片置锅内炒至外衣变为黑色,内部老黄色,喷洒清水,取出,晒干。地榆,出自《神农本草经》,为蔷薇种植物地榆的根及根茎。性味苦、酸、涩,微寒。入肝、大肠经。功能凉血止血,清热解毒,消肿敛疮。主吐血,咯血,衄血,尿血,便血,痔血,血痢,崩漏,赤白带下,疮痈肿痛,湿疹,阴痒,水火烫伤,蛇虫咬伤。

棕榈炭,出自《本草拾遗》。本品为棕榈科植物棕榈的叶鞘纤维,晒干,煅炭用。苦、涩,平。归肝、脾、大肠经。功能收涩止血。治吐血,衄血,便血,血淋,尿血,下痢,血崩,带下,金疮,疥癣。本品药性平和,味苦而涩,为收敛止血之要药,广泛用于各种出血之证,尤多用于崩漏。因其收敛性强,故以治出血而无瘀滞者为宜。本品且能止泻止带,尚可用于久泻久痢,妇人带下。

【功效与应用】 此三联药组,功能收敛止血,适用于月经过多、崩漏等症。无论新久、寒热虚实,皆可配伍运用。

26. 煅龙骨、煅牡蛎、生薏米

龙骨,出自《神农本草经》。本品为古代哺乳动物如象类、犀牛类、三趾马等的骨骼化石。煅龙骨即将刷净的龙骨,放坩锅内或其他容器中煅至红透,取出晾凉,碾碎即可。性味甘、涩,平。入心、肝、肾、大肠经。功能镇惊安神,敛汗固精,止血涩肠,生肌敛疮。主治惊痫癫狂,怔忡健忘,失眠多梦,自汗盗汗,遗精淋浊,吐衄便血,崩漏带下,泻痢脱肛。外用治疮疡久溃不敛。

牡蛎,出自《神农本草经》。本品为牡蛎科动物长牡蛎、大连湾牡蛎或近江牡蛎的贝壳。煅牡蛎,即将洗净的牡蛎,置无烟炉火上煅至灰白色,取出放凉,碾碎。性味咸,微寒。归肝、胆、肾经。功能重镇安神,潜阳补阴,软坚散结。用于惊悸失眠,眩晕耳鸣,瘰疬痰核,癥瘕痞块。煅牡蛎收敛固涩,用于自汗盗汗,遗精崩带,胃痛吞酸。

生薏米,见第10条。

【功效与应用】 此三联药组,功能收敛固涩利湿,适用于日久不愈之白带绵绵不止。白带无论质地清稀,抑或白带黏稠,均可应用。

27. 紫苏叶、蒲公英、鱼腥草

紫苏叶,出自《药性论》,别名"苏叶"(《本草经集注》)。本品为唇形科植物紫苏的干燥叶(或带嫩枝)。性味辛,温。归肺、脾经。发表,散寒,理气,和营。治感冒风寒,恶寒发热,咳嗽,气喘,胸腹胀满,妊娠呕吐,胎动不安,解鱼蟹毒。本品芳香气烈,孙老多用此药治疗风寒感冒、胃气不和、湿邪内阻,外用坐浴以去除白带之腥味。

蒲公英,见第14条。

鱼腥草,出自《履巉岩本草》,即《名医别录》中之"蕺"。本品为三白草科植物蕺菜的干燥地上部分。性味辛,微寒。归肺经。功能清热解毒,消痈排脓,利尿通淋。用于肺痈吐脓,肺炎,痰热喘咳,热痢,热淋,白带,痈肿疮毒,痔疮,脱肛,湿疹,秃疮,疥癣。鱼腥草原名蕺菜,因它的新鲜净叶中有一股浓烈的鱼腥气,不耐久闻,故以气味而得名。但此药阴干后,不但没有腥气,而且微有芳香,在加水煎汁时,则挥发出一种类似肉桂的香气,也有类似红茶的味道,芳香而稍有涩味,毫无苦味,且无腥臭,对胃也无刺激性。白带腥味严重时,孙老常以此药以避秽。

【功效与应用】 此三联药组,气味芳香,功能芳香避秽。孙老多用于白带有腥味者。白带有腥味者,孙老常视腥味之轻重,而灵活应用此药组。如腥味较轻,则单用苏叶;腥味较重,则三药联合应用;若腥味再不除,可在此药组基础上再加檀香木。

28. 净水蛭、土鳖虫、上肉桂

水蛭,出自《神农本草经》。本品为水蛭科动物蚂蟥、水蛭或柳叶蚂蟥的干燥体。性味咸、苦,平;有小毒。归肝经。功能破血,逐瘀,通经。用于蓄血,癥瘕,积聚,干血成痨,跌仆损伤,目赤痛,云翳。

土鳖虫,即《神农本草经》之"䗪虫""地鳖"。本品为鳖蠊科昆虫地鳖或冀地鳖的雌虫干燥体。性味咸,寒;有小毒。归肝经。功能破瘀血,续筋骨。用于跌打损伤,筋伤骨折,血瘀经闭,产后瘀阻腹痛,癥瘕痞块。

肉桂,出自《唐本草》。本品为樟科植物肉桂的干燥树皮。性味辛、甘,大热。归肾、脾、心、肝经。功能补火助阳,引火归源,散寒止痛,活血通经。

用于阳痿,宫冷,腰膝冷痛,肾虚作喘,阳虚眩晕,目赤咽痛,心腹冷痛,虚寒吐泻,寒疝,奔豚,经闭,痛经。除传统应用外,因肉桂气味芳香浓烈,孙老常用之以矫正某些药物的特殊气味,如矫正水蛭的土腥气味。用于矫味时,肉桂用量多为1g。

【功效与应用】 此三联药组,功能破血散结、逐瘀通经。适用于瘀血留滞之癥块不散、血瘀经闭、脑中风后遗症之半身不遂等。

29. 巴戟天、炙远志、石菖蒲

巴戟天,出自《神农本草经》。本品为茜草科植物巴戟天的干燥根。性味甘、辛,微温。归肾、肝经。功能补肾阳,强筋骨,祛风湿。用于阳痿遗精,宫冷不孕,月经不调,少腹冷痛,小便不禁,风湿痹痛,筋骨痿软,腰膝酸痛。《本经》:"主大风邪气,阴痿不起,强筋骨,安五脏,补中增志益气。"《本草经疏》:"巴戟天,主大风邪气,及头面游风者,风力阳邪,势多走上,《经》曰:'邪之所凑,其气必虚。'巴戟天性能补助元阳,而兼散邪,况真元得补,邪安所留,此所以愈大风邪气也。主阴痿不起,强筋骨,安五脏,补中增志益气者,是脾、肾二经得所养,而诸虚自愈矣。其能疗少腹及阴中引痛,下气,并补五劳,益精,利男子者,五脏之劳,肾为之主,下气则火降,火降则水升,阴阳互宅,精神内守,故主肾气滋长,元阳益盛,诸虚为病者,不求其退而退矣。"

远志,出自《神农本草经》。本品为远志科植物远志或卵叶远志的干燥根。性味苦、辛,温。归心、肾、肺经。功能安神益智,祛痰,解郁,消肿。用于心肾不交引起的失眠多梦,健忘惊悸,梦遗,神志恍惚,咳痰不爽,疮疡肿毒,乳房肿痛。《本经》:"主咳逆伤中,补不足,除邪气,利九窍,益智慧,耳目聪明,不忘,强志倍力。"

石菖蒲,出自《本草图经》。本品为天南星科植物石菖蒲的干燥根茎。性味辛、苦,温。归心、肝、脾经。功能化痰开窍,化湿行气,祛风利痹,消肿止痛。主治癫痫,痰厥,热病神昏,健忘,耳鸣,耳聋,心胸烦闷,脘腹胀痛,噤口痢,风湿痹痛,跌打损伤,痈疽疥癣,肿毒。

【功效与应用】 此三联药组,功能化痰开窍,安神益智,适用于心肾不足,脑髓空虚,痰蒙清窍而见神志恍惚、反应迟钝、善忘、性情改变、呆傻愚笨等症。

30. 广陈皮、法半夏、淡黄芩

陈皮,见第17条。

半夏,见第17条。

黄芩,出自《神农本草经》。本品为唇形科植物黄芩的干燥根。性味苦、寒。归肺、胆、脾、大肠、小肠经。功能清热燥湿,泻火解毒,止血,安胎。用于湿温、暑温胸闷呕恶,湿热痞满,泻痢,黄疸,肺热咳嗽,高热烦渴,血热吐衄,痈肿疮毒,胎动不安。

【功效与应用】 此三联药组,功能清热化痰。适用于痰热阻肺或胆热痰扰而症见发热咳嗽、喘息痰鸣、胸膈满闷,咯黄稠痰或痰中带血,胸胁作痛、舌红苔黄腻,脉滑数等。

31. 全瓜蒌、葶苈子、生薏米

瓜蒌,出自《针灸甲乙经》,别名栝楼(《神农本草经》)。本品为葫芦科植物栝楼或双边栝楼的干燥成熟果实。性味甘、微苦、寒。归肺、胃、大肠经。功能清热涤痰,宽胸散结,润燥滑肠。用于肺热咳嗽,痰浊黄稠,胸痹心痛,结胸痞满,乳痈,肺痈,肠痈肿痛,大便秘结。

葶苈子,出自《神农本草经》,本品为十字花科植物独行菜或播娘蒿的干燥成熟种子。性味辛、苦,大寒。归肺、膀胱经。功能泻肺平喘,行水消肿。用于痰涎壅肺,喘咳痰多,胸胁胀满,不得平卧,胸腹水肿,小便不利;肺源性心脏病水肿。《本经》:"主癥瘕积聚结气,饮食寒热,破坚逐邪,通利水道。"《本草正义》:"葶苈子苦降辛散,而性寒凉,故能破滞开结,定逆止喘,利水消肿。《本经》主治,皆以破泄为义。惟寒泄之品,能通利邪气之有余,不能补益正气之不足,苟非实热郁窒,自当知所顾忌。《别录》久服令人虚,本是至理。然肺家痰火壅塞,及寒饮弥漫,喘急气促,或为肿胀等证,亦必赖此披坚执锐之才,以成捣穴犁庭之绩。"

生薏米,见第10条。

【功效和应用】 此三联药组,功能涤痰宽胸,泻肺平喘,逐饮利水。可适用于各种原因所致的心包积液、胸水等症见心悸、胸痛、憋喘等。

32. 猫爪草、山慈菇、蛇舌草

猫爪草,出自《中草药手册》。本品为毛茛科植物小毛茛的块根。性味辛、甘,温,归肝、肺经。功能化痰,散结,解毒。主治瘰疬、结核,疔疮,咽喉炎,偏头痛,疟疾,牙痛,蛇虫咬伤。孙老认为,猫爪草对肿瘤的治疗上,除抗肿瘤之外,还重在其能防止肿瘤淋巴结转移。

山慈菇,出自《本草纲目拾遗》。本品为兰科植物杜鹃兰、独蒜兰或云南独蒜兰的干燥假鳞茎。性味甘、微辛,凉。归肝、脾经。功能清热解毒,化痰散结。用于痈疽恶疮,痈肿疔毒,咽痛喉痹,瘰疬痰核,淋巴结结核,蛇虫咬伤。《本草新编》谓:"山慈姑,玉枢丹中为君,可治怪病。大约怪病多起于痰,山慈姑正消痰之药,治痰而怪病自除也。或疑山慈姑非消痰之药,乃散毒之药也。不知毒之未成者为痰,而痰之已结者为毒,是痰与毒,正未可二视也。"

蛇舌草,见第24条。

【功效与应用】 此三联药组,功能清热解毒,化痰软坚散结,可配伍运用于各种淋巴结肿大及肿瘤的治疗。

33. 老钩藤、净全蝎、酥地龙

钩藤,出自《本草原始》。本品为茜草科植物钩藤、大叶钩藤、毛钩藤、华钩藤或无柄果钩藤的干燥带钩茎枝。性味甘,凉。归肝、心包经。功能清热平肝,息风定惊。用于头痛眩晕,感冒夹惊,惊痫抽搐,妊娠子痫,高血压。《本草述》:"治中风瘫痪,口眼㖞斜,及一切手足走注疼痛,肢节挛急。又治远年痛风瘫痪,筋脉拘急作痛不已者"。

全蝎,出自《蜀本草》。本品为钳蝎科动物东亚钳蝎的干燥体。性味辛、咸,平;有毒。归肝经。功能息风镇痉,攻毒散结,通络止痛。主治惊风抽搐,癫痫,中风、半身不遂、口眼㖞斜,偏头痛,风湿痹痛,破伤风,淋巴结结核,偏正头痛,疮疡,瘰疬。

地龙,出自《本草图经》。本品为巨蚓科动物参环毛蚓、通俗环毛蚓、威廉环毛蚓或栉盲环毛蚓的干燥体。性味咸,寒。归肝、脾、膀胱经。功能清热定惊,平肝息风,通经活络,平喘利尿。用于高热神昏,惊痫抽搐,关节痹痛,肢体麻木,半身不遂,肺热喘咳,尿少水肿,高血压。

【功效和应用】 此三联药组,功能祛风通络、除痹止痛,息风止痉。适用于风邪外袭,或肝风内动、气虚血滞,而见半身不遂、肢体拘挛、惊风抽搐、口舌㖞斜,顽固性偏正头痛;经络阻滞、血脉不畅,风寒湿热之痹病见关节红肿、疼痛、麻木、屈伸不利等症。当患者血压较高时,孙老常化裁加入此药组,可有助于降压,更重要的是可降低中风发生的风险,取"治未病"之义。

34. 川桂枝、全瓜蒌、薤白头

桂枝,出自《唐本草》。本品为樟科植物肉桂的干燥嫩枝。性味辛、甘,温。归心、肺、膀胱经。功能发汗解肌,温通经脉,助阳化气,平冲降气。用于风寒感冒,肩背肢节酸疼,脘腹冷痛,血寒经闭,关节痹痛,胸痹痰饮,水肿,心悸,奔豚。

瓜蒌,见第31条。

薤白,出自《本草图经》。本品为百合科植物小根蒜或薤的干燥鳞茎。性味辛、苦,温。归肺、心、胃、大肠经。功能理气宽胸,通阳散结,行气导滞。用于胸痹疼痛,痰饮咳喘,泻痢后重,白带,疮疖痈肿。《本草求真》:"薤,味辛则散,散则能使在上寒滞立消;味苦则降,降则能使在下寒滞立下;气温则散,散则能使在中寒滞立除;体滑则通,通则能使久痼寒滞立解。是以下痢可除,瘀血可散,喘急可止,水肿可敷,胸痹刺痛可愈,胎产可治,汤火及中恶卒死可救,实通气、滑窍、助阳佳品也。"

【功效与应用】　此三联药组,功能理气宽胸,通阳散结。适用于痰饮痹阻,心阳不振,而症见胸闷、憋气、胸痛、心悸不宁。其中,桂枝温通心阳。孙老在心阳不振时多以桂枝作为使药,用量多为3～6g。

35. 川杜仲、延胡索、田三七

杜仲,见第5条。

三七,出自《本草纲目》。本品为五加科植物三七的干燥根。性甘、微苦,温。归肝、胃经。功能散瘀止血,消肿定痛。用于咯血,吐血,衄血,便血,崩漏,外伤出血,胸腹刺痛,跌仆肿痛。《本草纲目》:"止血,散血,定痛。金刃箭伤,跌扑杖疮,血出不止者,嚼烂涂,或为末掺之,其血即止。亦主吐血,衄血,下血,血痢,崩中,经水不止,产后恶血不下,血运,血痛,赤目,痈肿,虎咬,蛇伤诸病。"《玉揪药解》:"和营止血,通脉行瘀,行瘀血而敛新血。凡产后、经期、跌打、痈肿,一切瘀血皆破;凡吐衄、崩漏、刀伤、箭射,一切新血皆止。"《医学衷中参西录》:"善化瘀血,又善止血妄行,为吐衄要药,病愈后不至瘀血留于经络,证变虚劳(凡用药强止其血者,恒至血瘀经络成血痹虚劳)。……善化瘀血,故又善治女子癥瘕,月事不通,化瘀血而不伤新血,允为理血妙品。……若跌打损伤,内连脏腑经络作疼痛者,外敷内服,奏效尤捷。"

延胡索,出自《本草拾遗》。本品为罂粟科紫堇属植物延胡索的块茎。性味辛、苦,温。归心、肝、脾经。功能活血散瘀,行气止痛。主治胸痹心痛,脘腹疼痛,腰痛,疝气痛,痛经,经闭,癥瘕,产后瘀滞腹痛,跌打损伤。《珍珠囊补遗药性解》："可升可降,阴中之阳也。"《日华子》："除风,治气,暖腰膝,破癥癖,扑损瘀血,落胎及暴腰痛。"《本草纲目》言其:"活血,利气,止痛,通小便。"可见本品除以止痛见长外,还重在能活血、利气。其除擅长治疗一切疼痛性见症,无论是伤科、内科外,还长于治疗妇科疾患,诸如月经失调如痛经、经闭、癥瘕等。

【功效和应用】 此三联药组,重在补益肝肾,活血散瘀,止痛。适宜于肝肾不足、气滞血瘀而见唇面色暗、腰膝酸痛,胸腹疼痛,月经色暗,瘀块,跌打损伤等症者。

36. 天葵子、蛇舌草、半枝莲

天葵子,出自《分类草药性》,即天葵(《滇南本草》)、紫背天葵子(《医宗汇编》)、千年老鼠屎(《纲目拾遗》)。本品为毛茛科植物天葵的干燥块根。味甘、苦,寒。入肝、脾、膀胱经。功能清热解毒,消肿散结,利水通淋。主治小儿热惊,癫痫,痈肿,疔疮,乳痈,瘰疬,皮肤痒疮,目赤肿痛,咽痛,蛇虫咬伤,热淋,砂淋。《滇南本草》言其:"散诸疮肿,攻痈疽,排脓定痛。治瘰疬,消散结核。治妇人奶结,乳汁不通,红肿疼痛,乳痈,乳岩坚硬如石,服之或散或溃。"

白花蛇舌草,见第24条。

半枝莲,出自《江苏植药志》。本品为唇形科植物半枝莲的全草。味辛、苦,性寒。归肺、肝、肾经。功能清热解毒,散瘀止血,利尿消肿。主治热毒痈肿,咽喉肿痛,肺痈肠痈,瘰疬,毒蛇咬伤,跌打损伤,吐血,衄血,血淋,水肿,腹水及癌症。

【功效与应用】 此三联药组,功能清热解毒,消肿散结,抗肿瘤。孙老将之广泛应用于各种肿瘤证属痰火胶结或热毒壅聚的治疗中。但由于以攻邪为主,使用时一定要注意正气的固护,且不可久用。

37. 炒枳壳、大腹皮、延胡素

枳壳,出自《雷公炮炙论》。本品为芸香科植物酸橙及其栽培变种的干燥未成熟果实。性味苦、辛、酸,温。归脾、胃经。功能理气宽中,行滞消胀。用于胸胁气滞,胀满疼痛,食积不化,痰饮内停;胃下垂,脱肛,子宫脱垂。

大腹皮,见第20条。

延胡素,见第35条。

【功效与应用】 此三联药组,功能行气宽中,适用于气滞不畅之腹胀、腹痛等症。

38. 山慈菇、嫩龙葵、菝葜根

山慈菇,见第32条。

龙葵,出自《药性论》。本品为茄科茄属植物龙葵,以全草入药。性味苦,寒;有小毒。入肺、肝、胃经。功能清热解毒,利水消肿。用于感冒发烧,牙痛,慢性支气管炎,痢疾,泌尿系感染,肾炎,乳腺炎,白带,癌症如子宫颈癌、食管癌、膀胱癌、鼻咽癌、肝癌等;外用治痈疖疔疮,天疱疮,蛇咬伤。孙老在临证实践中发现,粪便坚硬,在直肠不下者,用龙葵可以滑利。因此,孙老将龙葵视为治疗大肠疾患如便秘、大肠癌等的专药和使药。

菝葜,出自《名医别录》。为百合科植物菝葜的根茎。性味甘、酸,平。功能祛风湿,利小便,解毒消肿。主治风湿关节痛,肌肉麻木,胃肠炎,痢疾,消化不良,糖尿病,乳糜尿,白带,癌症,疔疮,肿毒,瘰疬,跌打损伤等病症。《本草品汇精要》谓其:"散肿毒。"

【功效与应用】 此三联药组,功能清热解毒,软坚散结。适用于各种肿瘤。因药组中有龙葵,因此尤以肠癌应用更多。

39. 密蒙花、木贼草、青葙子

密蒙花,出自《开宝本草》。本品为马钱科植物密蒙花的干燥花蕾及其花序。性味甘,微寒。归肝经。功能清热养肝,明目退翳。用于目赤肿痛,多泪羞明,眼生翳膜,风弦烂眼,肝虚目暗,视物昏花。

木贼,出自《嘉佑本草》。本品为木贼科植物木贼的干燥地上部分。性味甘、苦,平。归肺、肝经。功能疏风散热,解肌,退翳。治目生云翳,风热目赤,迎风流泪,肠风下血,血痢,脱肛,疟疾,喉痛,痈肿。

青葙子,出自《神农本草经》。本品为苋科植物青葙的干燥成熟种子。性味苦,微寒。归肝经。功能清肝,明目,退翳,祛风热。用于肝热,目赤肿痛,眼生翳膜,视物昏花,肝火眩晕,鼻衄,皮肤风热瘙痒,疥癣。

【功效与应用】 此三联药组,功能清肝明目,明目退翳。适用于风热上犯、肝经实热或虚热所致迎风流泪、目赤肿痛、多泪羞明及眼生翳膜等症。

40. 银柴胡、地骨皮、制鳖甲

银柴胡,出自《本草纲目》。本品为石竹科繁缕属植物银柴胡的干燥根。性味甘,微寒。入肝、胃经。功能凉血,退虚热,除疳热。用于阴虚发热,骨蒸劳热,小儿疳热。本品甘寒退热而不苦泄,理阴而不升腾,专清阴分不足之虚热,为退虚热除骨蒸之要药。

地骨皮,出自《神农本草经》。本品为茄科植物枸杞或宁夏枸杞的干燥根皮。性味甘,寒。归肺、肝、肾经。功能凉血除蒸,清肺降火。用于阴虚潮热,骨蒸盗汗,肺热咳嗽,咯血,衄血,血淋,内热消渴,高血压,痈肿,恶疮。《脏腑药式补正》:"地骨皮,能清骨中之热,泻火下行,以视桑皮,则寒凉又胜一筹。而清肺热,导气火,亦引皮肤水气顺流而下,不嫌燥烈伤津、破耗正气,则与桑皮异曲同工。杞根皮苦寒清肃,直入下焦肝肾,能疗骨蒸里热,而气味俱清,尚不至铲灭真阳,损害元气"。本品甘寒清润,能清肝肾之虚热,除有汗之骨蒸,为退虚热、疗骨蒸之佳品。

鳖甲,出自《神农本草经》。本品为鳖科动物鳖的背甲。性味咸,微寒。归肝、肾经。功能滋阴潜阳息风,退热除蒸,软坚散结。主阴虚发热,劳热骨蒸,热病伤阴,虚风内动,小儿惊痫,久疟,疟母,癥瘕,经闭。《神农本草经》:"味咸,平。主心腹癥瘕坚积、寒热,去痞、息肉、阴蚀、痔、恶肉"。

【功效与应用】 此三联药组,功能退虚热,除骨蒸。其中银柴胡入肝、胃经; 地骨皮入肺、肾经,清热凉血,以退虚热,除骨蒸见长; 鳖甲则味咸性寒,入肝、肾经,主滋肝肾之阴,并能软坚散结。三药合用清中有补,补中有清,清退虚热之效显著。孙老临床中广泛应用于阴虚内热、癥瘕积聚之症。

第五章　中和组方

孙老认为,中医治疗之方药应该是"平和"的方药组合,其有"三忌"。一忌在未固护正气的前提下施以大热、大寒、大补、大泻之剂; 二忌过度滋腻,过度攻伐; 三忌崇贵尚奇,动辄以昂贵难求、不可寻求之奇方怪药而求奇验。

所以,"中和组方",就是在"中和思想"指导下,根据"中和辨证"的结果,采用的不偏不倚、调平燮和的组方用药方法。

"中和组方"的基本原则:

1. 遵经方之旨,不泥经方用药。

2. 谨守病机,以平为期。

3. 中病即止,不滥伐无过。

4. 从顺其宜,病人乐于接受。

"中和"组方的用药要阴阳结合、动静结合、升降相应、收散兼融、寒热共用等。以期在保证用药安全的前提下,达到药到病除之目的。孙老组方思路是:

1. 遵经方之旨,不泥经方之药。

2. 依功能组成"三联药组",严格按君臣佐使结构组方。

3. "三联药组"注重其相须、相使、相畏、相杀; 四气五味、升降浮沉。

4. 药少量精,注意产地、炮制。

5. 重益气活血,讲究专病专药。

6. 必要时,用子母方,内外合治。

孙老经过大量的临床探索和实践,体悟出经方继承创新之心得,即以治法来定君臣佐使,再依每种治法组成每个"三联药组"。根据确定的治则治法,每方可由1 ~ 4组构成。必要时,还可根据病症需要,在常用药组中增减。下面以生脉散为例说明。

生脉散源自《内外伤辨惑论·卷之中·暑伤胃气论》。方由人参五分、麦门冬五分、五味子七粒组成。何以谓之"生脉散"，吴昆释曰："名曰生脉者，以脉得气则充，失气则弱，故名之。"对于方解，原书解释详尽，云："圣人立法，夏月宜补者，补天真元气，非补热火也，夏食寒者是也。故以人参之甘补气，麦门冬之苦寒泄热补水之源，五味子之酸清肃燥金，名曰生脉散。"孙真人云："五月常服五味子，以补五脏之气，亦此意也。"此方之要旨为甘、苦、酸并用，后贤区少章在此方加一味黄芪，组成区氏复方生脉散，即人参6g(另炖服)，黄芪4.5g，五味子1.5g，麦冬4.5g。原方之上，加一味黄芪，用于阳气未充，阴血未长，禀赋薄弱，血气不和者。黄芪味甘，配伍人参更能补气，加强补益之功能，气足则血充，黄芪又能升阳举陷，故阳气未充，阴血未长者宜。五味子之酸能敛，更能补五脏之气，麦门冬之苦寒可以泄热补水，四者共用，配伍要义同，但赋予了新的治疗功能，此即为化裁之精义。

孙老在此基础上，结合"三联组方"思想，进行了新的化裁。第一个三联药组为生晒参10g，生北芪15g，紫丹参10g，具有益气活血之功；第二个三联药组为麦门冬15g，法半夏6g，广陈皮6g，具有清热化痰之功；第三个三联药组为五味子3g，灵磁石10g，生甘草5g，具有敛阴镇心之功。全方在区氏复方生脉散基础上加紫丹参、广陈皮、法半夏、灵磁石、生甘草，共奏益气活血、清热化痰、敛阴镇心之功能，名之"孙光荣胸痹汤"，主治胸痹病，适用于气虚胸闷、心悸心烦、汗多口渴、津少痰稠、舌绛苔黄、脉涩等症。

此方得来，源自时方之化裁。虽功用、主治有了全新的内涵，但组方之旨尚未发生本质变化，在生晒参、生北芪的基础上，加上紫丹参活血，使得血行气畅；在麦门冬的基础上，加上广陈皮、法半夏二药理气健脾，重在化痰，配用麦门冬苦寒之性以清化热痰；在五味子的基础上，加用灵磁石以重镇安神，酸以收之，重以镇之，以敛阴镇心；加用甘草调和诸药。组方思路与原方全然一致，然药物作用导向不一，功用主治自然发生了变化，此类化裁遵原方组方之思想精华，然用药发生变化，拓展了治疗范围。临证使用该类方，安全可用，疗效确切。

可见，"中和组方"即针对证候，遵经方之旨确立治则、治法，继而拟出方剂。其组方方法是按照君臣佐使的架构进行组方的，其组方模式是将"三联药组"构成"三型组合"来组方。用"三型组合"组方，指导思想就是"中和"；根本目的是"三求"：求稳、求准、求灵；追求"三效"：速效、高效、长效。基本思想是仿经方之意而不拘泥于经方之药(当然,完全适用于本病证者,可以照搬)。孙老继承经法而基于长期临床实践体验所创造的"三联药组"及其"三型组合"的组方用药模式,是师经方之意而为时方之用,即根据经方组方的宗旨,针对当代病证特点而组方用药,此即"继承不泥古,创新不离宗"。

孙老按照"中和组方"的原理,根据经方之义化裁出不少确有疗效的新方,举数例如下。

1. 孙光荣扶正祛邪中和汤(基本方)

【组成】

生晒参10g　　生北芪15g　　紫丹参10g

北柴胡12g　　川郁金12g　　制香附12g

法半夏10g　　广陈皮10g　　淡黄芩10g

大红枣10g　　生姜片10g　　生甘草5g

【方解】 此方为孙老临证之基本方、常用方,为调畅和中之经典代表方。第一联药组具有益气活血之功,为君药;第二联药组具有疏肝解郁之功,为臣药;第三联药组具有清热化痰之功,为佐药;第四联药组具有补引纠和的作用,为使药。补引纠和即:补益、引导、纠偏、调和。四组药物共奏益气活血,疏肝解郁,清热化痰之功。

【适应病症】

脉象:弦、弦细、弦滑、沉弦。

舌象:舌质红、淡红,舌苔黄、微黄、黄白而稍腻。

症状:发热,持续低热,寒热往来,心烦胸满,欲呕,呕吐,口苦,萎靡不振,懒言,不思食。

【随症加减举例】

急、慢性胆囊炎:去制香附、淡黄芩,加蒲公英15g,海金沙15g,金钱草15g。

厌食症:去制香附、淡黄芩,加鸡内金 6g,炒谷芽15g,炒麦芽15g;津少咽干再加金石斛15g。

抑郁症:去制香附、淡黄芩,加制远志10g,石菖蒲10g;舌苔白腻,再加佩兰叶6g。

急性肝损害:去制香附,加田基黄15g,蒲公英15g,鸡骨草15g;中焦痞格,再加隔山消10g。

【化裁方来源】

本方源自小柴胡汤(《伤寒论》)。

柴胡半斤,黄芩、人参、甘草(炙)、生姜(切)各三两,大枣十二枚(擘),半夏半升(洗)。以水一斗二升,煮取六升,去滓,再煎取三升,温服一升,一日三次。

◎ **应用大旨**

宜:中气、中焦、中和。

忌:大汗、大吐、大泻。

◎ **经方要义**

方剂分类:属于"和解剂"。

针对病症:往来寒热,胸胁苦满,喜呕,不欲饮食,心烦口苦,咽干,目眩,寒热发作有时。

配伍特点:扶正祛邪兼顾(人参、大枣、甘草扶正,其余祛邪);一清一散并行(柴胡、黄芩)。

选方提要:少阳证,但见一证便是,不必悉具。

◎ **应用精义**

曹颖甫《伤寒发微》:柴胡以散表寒,黄芩以清里热,湿甚生痰,则胸胁满,故用生姜、生半夏以除之。中气虚则不欲食,故用人参、炙甘草以和之,此小柴胡之大旨也。

吴谦等《医宗金鉴》:邪传少阳惟宜和解,汗、吐、下三法皆在所禁……故立和解一法,既以柴胡和解少阳在经之表寒,黄芩解少阳在腑之里热,尤恐在里之太阴正气一虚,在经之少阳邪乘之,故以姜、枣、人参和中而壮里气,使得里不受邪而和,还表里以坐解也。

张仲景《伤寒论》:有柴胡证,但见一证便是,不必悉具。

2. 孙光荣建中和胃汤

【组成】

太子参15g 生北芪15g 紫丹参10g

川桂枝6g 杭白芍12g 广橘络6g

炒白术10g 大红枣10g 生姜片10g

鲜饴糖20g 生甘草5g

【方解】

第一联药组具有益气活血之功,为君药;第二联药组具有敛阴引阳之功,为臣药;第三联药组具有健脾和胃之功,为佐药;第四联药组具有补引纠和的作用。四联药组共奏益气补中,健脾和胃之功。

【适应病症】

脉象:虚,虚细,虚细且涩,弦细,芤。

舌象:舌质红、暗红、淡紫,舌苔白、微白、白腻。

症状:气短、心悸、手足烦热;腹痛喜按,小便自利或频数。

【随症加减举例】

胃溃疡:呃逆,欲呕者,去鲜饴糖、生甘草,加乌贼骨12g,西砂仁4g,延胡索10g;喜食寒者,再去川桂枝,加瓦楞子10g;喜食热者,再改川桂枝为高良姜10g。

血小板减少性紫癜:去川桂枝、鲜饴糖,加淡紫草10g,芡实仁15g,白鲜皮10g,生地炭10g。

再生障碍性贫血:加真阿胶10g,鹿角胶10g,全当归12g。

痛经(腹冷者):加制香附10g,延胡索10g,吴茱萸10g;月经衍期者,再加益母草10g;月经先期者,再加大生地10g。

【化裁方来源】

本方源自小建中汤(《伤寒论》)。

桂枝三两(去皮),甘草二两(炙),大枣十二枚(擘),芍药六两,生姜三两(切),胶饴一升。以水七升,煮取三升,去滓,纳饴,更上微火消解。温服一升,一日三次。

◎ 应用大旨

宜:面色无华,手足烦热,腹冷痛而喜按(中焦阳气不足,阴血不足,虚劳里急)。

忌:发热、湿热、呕吐、里实、阳亢。

◎ 经方要义

方剂分类:属于"温里剂"。

针对病症:腹中时痛,畏寒肢冷,心中悸动,面色无华,手足烦热,咽干口燥。

配伍特点:辛者桂枝;甘者饴糖、炙甘草;酸(倍芍药)化阴。

选方提要：中焦虚寒，气血不足。

◎ **应用精义**

方有执《伤寒论条辨》：小建中汤者，桂枝汤倍芍药而加饴糖也。倍芍药者，酸以收阴，阴收则归附也。加饴糖者，甘以润土，土润则万物生也。建，定法耶，定法唯中，不偏不党，王道荡荡，其斯之谓乎？

柯韵伯《伤寒来苏集》：此方安内攘外，泻中兼补，故名曰"建"。外症未除，尚资姜桂以散表，不全主"中"，故曰"小"。所谓"中"者有二：一曰"心中"，一曰"腹中"。

吴昆《医方考》：呕家不可用建中，为其甘也。则夫腹痛而兼呕者，又非建中所宜也。

3. 孙光荣安神定志汤

【组成】

西党参10g　　生北芪10g　　紫丹参7g

干小麦15g　　大红枣10g　　生甘草5g

云茯神10g　　炒枣仁10g　　川郁金10g

灯心草3g

【方解】

第一联药组具有益气活血之功，为君药；第二联药组具有养心柔肝之功，为臣药；第三联药组具有安神开郁之功，为佐药，第四联药具有补引纠和之功。四组共奏养心柔肝，安神定志之功。

【适应病症】

脉象：细数，细数无力，细数且涩。

舌象：舌质淡红，舌苔白薄，或苔少，或少津。

症状：精神恍惚，五心烦热，潮热阵阵，呵欠连连，虚汗淋淋，悲伤欲哭，难寐多梦，言行异常。

【随症加减举例】

抑郁症：加制远志10g，石菖蒲10g；月经衍期或停经者，加益母草、制香附各12g。

狂躁症：加合欢皮10g，灵磁石5g，石决明20g。

更年期综合征：加银柴胡12g，地骨皮10g，制鳖甲15g；盗汗甚剧者，再加浮小麦15g，麻黄根10g。

网瘾症:加炙远志10g,石菖蒲10g,合欢皮10g,灵磁石5g。

【化裁方来源】

本方源于甘麦大枣汤(《金匮要略》)。

甘草三两,小麦一升,大枣十枚。以水六升,煮取三升,分三次温服。

◎ **应用大旨**

宜:精神恍惚,心烦难寐,常悲欲哭,言行失常(心阴受损,肝气失和)。

忌:真寒,真热,大吐,大泻。

◎ **经方要义**

方剂分类:属于"安神剂"。

针对病症:精神恍惚,睡眠不安,悲伤欲哭,言行失常,呵欠频作。

配伍特点:甘润平补,养心舒肝。

选方提要:心气、心血两亏。

◎ **应用精义**

莫枚士《经方例释》:此为诸清心方之祖,不独脏躁宜之。凡盗汗、自汗等可用。《素问》:麦为心谷。《千金》曰:麦养心气。《千金》有加甘竹根、麦冬二味,治产后虚烦及气短者,名竹根汤。又竹叶汤、竹茹汤,并以此方为主,加入竹及麦冬、姜、苓,治产后烦。夫悲伤欲哭,数申欠,亦烦象也。

尾台榕堂《类聚方广义》:孀妇室女,平素忧郁无聊,夜夜不眠等人,多发此证。发则恶寒发热,战栗错语,心神恍惚,坐卧不安,悲泣不已,服用此方立效。又癫痫、狂病,与前证类似者,亦有奇验。

4. 孙光荣益气温中汤(基本方)

【组成】

生晒参10g　　生北芪15g　　紫丹参7g

老干姜10g　　上肉桂5g　　　炙甘草12g

炒白术10g　　炒六曲15g　　谷麦芽各15g

大红枣10g

【方解】

此方亦为孙老常用之基本方。第一联药组益气活血,为君药;第二联药组温中散寒,为臣药;第三联药组健中开胃,为佐药;第四组补引纠和,为使药。四联药组共奏益气温中,健脾开胃之功效。

【适应病症】

脉象: 沉,沉弦,沉迟,沉细,结代。

舌象: 舌质淡红且薄,有齿痕,舌苔薄白或花剥。

症状: 身形高瘦,面色萎黄或苍白,四肢倦怠,手足不温,心下有振水声,畏寒怕冷,口水、痰液、鼻涕、尿液、白带多,喜呕喜唾,不思饮食,大便溏稀。

【随症加减举例】

慢性胃肠炎: 加焦三仙各15g,车前仁10g。

胸痹(胸闷甚、不思饮食者): 去上肉桂,加川桂枝6g,全瓜蒌10g,薤白头10g。

妊娠恶阻: 紫丹参改3g,加白蔻仁6g,紫苏蔸10g。

结肠癌: 生北芪改20g,加山慈菇15g,嫩龙葵15g,菝葜根15g;大便结,再加火麻仁12g。

【化裁方来源】

本方源于理中丸(《伤寒论》)。

人参、干姜、甘草(炙)、白术各三两。过筛,蜜和为丸,如鸡子黄许大,以沸汤数合和一丸,研碎,温服之。日三服,夜二服。

◎ **应用大旨**

宜: 心下痞硬,呕吐,下利,腹满痛,四肢清冷(中焦虚寒)。

忌: 虚热,湿热,失血。

◎ **经方要义**

方剂分类: 属于"温里剂"。

针对病症: 脘腹绵绵作痛,畏寒肢冷,脘痞,呕吐,胸痹,病后多生涎唾。小儿慢惊,便血,吐衄血。

配伍特点: 温(干姜)、燥(白术)、补(人参)并用。

选方提要: 中焦(脾胃)虚寒。

◎ **应用精义**

成无己《伤寒明理论》: 心肺在膈上为阳,肾肝在膈下为阴,此上下脏也。脾胃应土,处在中州,在五脏曰孤脏,属三焦曰中焦,自三焦独治在中,一有不调,此丸专治,故名曰理中丸。

柯韵伯《伤寒来苏集》: 太阴病,以吐利腹满痛为提纲证,是遍及三焦。

然吐虽属上,而由于腹满,利虽属下,而亦由于腹满,皆因中焦不治以致之也。其来有三:有因表虚而风寒自外入者,有因下虚而寒湿自下上者,有因饮食生冷而寒邪由中发者,总不出于虚寒。

5. 孙光荣化痰降逆汤

【组成】

西洋参7g　　生北芪7g　　紫丹参7g

炙麻绒10g　　北细辛5g　　生姜片5g

漂射干10g　　清紫菀10g　　款冬花10g

法半夏7g　　五味子3g　　大红枣10g

【方解】

第一联药组之功效为益气活血,为君药;第二联药组之功效为解表散寒,为臣药;第三联药组之功效为降逆定喘,为佐药;第四联药组之功效为化痰和中,为使药。四联药组共奏解表散寒、降逆化痰之功。

【适应病症】

脉象:弦大,浮大,滑数,浮而稍数。

舌象:舌质暗红,舌苔白或白腻。

症状:咳喘不已,呼吸短促,痰鸣如蛙,痰白而稀。

【随证加减举例】

支气管哮喘(新感风寒发作者):加荆芥穗10g,矮地茶10g,蒲公英12g。

老年慢性支气管炎(兼见便结者):加矮地茶10g,麦门冬12g;清紫菀改炙紫菀,款冬花改炙冬花。

【化裁方来源】

本方源自射干麻黄汤(《金匮要略》)。

射干三两,麻黄四两,生姜四两,细辛三两,紫菀三两,款冬花三两,大枣七枚,半夏半升,五味子半升。

◎ **应用大旨**

宜:咳喘上气,痰鸣如蛙(肺失清肃,气机上逆)。

忌:咽干、痰少。

◎ **经方要义**

方剂分类:属于"祛痰剂"。

针对病症:咳喘,喉中痰鸣辘辘,咳吐不利。

配伍特点:合力祛邪,三管齐下:降逆、止咳、清痰、泻火、利咽(射干、紫菀、冬花、五味子),发表(轻度)、散邪(麻黄、生姜),燥湿逐饮(半夏、细辛、大枣)。

选方提要:小青龙、越婢汤之兼证。

◎ **应用精义**

张路玉《张氏医通》:上气而作水鸡声,乃是痰碍其气,风寒入肺之一验,故于小青龙方中,除桂心之热、芍药之收、甘草之缓,而加射干、紫菀、款冬、大枣。专以麻黄、细辛发表,射干、五味下气,款冬、紫菀润燥,半夏、生姜开痰,四法萃于一方,分解其邪,大枣运行脾津和药性也。

胡希恕《经方传真》:射干、紫菀、冬花、五味子均主咳逆上气,而射干尤长于清痰泻火,以利咽喉。麻黄、生姜发表散邪。半夏、细辛、大枣降逆逐饮,故亦是外邪内饮而致咳逆之治剂,与小青龙汤所主大致相同,而侧重于上气痰鸣者。

6. 孙光荣清热利肠汤

【组成】

西洋参7g   生北芪7g   紫丹参7g

白头翁12g   川黄连12g   川黄柏12g

苦秦皮10g   蒲公英10g   金银花10g

车前仁10g   生甘草5g

【方解】

第一联药组之功效为益气活血,为君药;第二联药组之功效为清热凉血,为臣药;第三联药组之功效为解毒止痢,为佐药;第四联药组之功效为化痰和中,为使药。四联药组共奏清热利肠,凉血止痢之功效。

【适应病症】

脉象:弦数,细数。

舌象:舌质红,舌苔黄厚或腻。

症状:泻下脓血,里急后重,腹痛肛灼,渴欲饮水。

【随症加减举例】

阿米巴痢疾:加鸦胆子(桂圆包裹,吞服)。

急性结膜炎:去苦秦皮,加谷精草10g。

痢疾(重型):若外有表邪,恶寒发热者,加葛根、连翘以透表解热;若里急后重较甚者,加木香、槟榔、枳壳以调气;脓血多者,加赤芍、牡丹皮、地榆以凉血和血;夹有食滞者,加焦山楂、枳实以消食导滞。

【化裁方来源】

本方源自白头翁汤(《伤寒论》)。

白头翁二两,黄柏三两,黄连三两,秦皮三两。以水七升,煮取二升,去滓,温服一升;不愈,更服一升。

◎ 应用大旨

宜:下痢脓血,疫毒痢疾,腹痛肛灼,里急后重(热毒深入血分,下迫大肠,伤津)。

忌:咽干,痰少,毒痢初起。

◎ 经方要义

方剂分类:属于"清热剂"。

针对病症:下痢,赤多白少,腹痛,里急后重,肛门灼热,渴欲饮水。

配伍特点:清热(白头翁)、收涩(秦皮)兼施。

选方提要:热毒深陷血分。

◎ 应用精义

柯韵伯《伤寒来苏集》:四味皆苦寒除湿胜热之品也。白头翁临风偏静,长于祛风,盖脏腑之火,静则治,动则病,动则生风,风生热也。故取其静以镇之,秦皮木小而高,得清阳之气,佐白头以升阳,协连、柏而清火,此热利下重之宣剂。

吴谦等《医宗金鉴》:厥阴下利,属于寒者,厥而不渴,下利清谷;属于热者,消渴下利,下重便脓血也。此热利下重,乃火郁湿蒸,秽气奔逼广肠,魄门重滞而难处,即《内经》所云:暴注下迫者是也。君白头翁,寒而苦辛;臣秦皮,寒而苦涩,寒能胜热,苦能燥湿,辛以散火之郁,涩以收下重之利也;佐黄连清上焦之火,则渴可止;使黄柏泻下焦之热,则利自除也。

7. 孙光荣涤痰镇眩汤

【组成】

生晒参10g　　生北芪10g　　紫丹参10g

云茯苓15g　　炒白术10g　　化橘红6g

川桂枝10g　　炮干姜10g　　车前仁6g

大红枣10g　　炙甘草5g

【方解】

第一联药组之功效为益气活血,为君药;第二联药组之功效为逐饮燥湿,为臣药;第三联药组之功效为通阳利水,为佐药;第四联药组之功效为健脾和中。四联药组共奏涤痰镇眩,通阳温中之功效。

【适应病症】

脉象:弦滑,细滑。

舌象:舌质淡红,苔白滑。

症状:胸胁支满,目眩心悸,气短咳嗽。

【随症加减举例】

高血压眩晕(形肥):加石决明20g,川杜仲12g,川牛膝12g。

脑震荡后遗症(眩晕):加煅龙骨15g,煅牡蛎15g。

心包积液:去炮干姜,云茯苓改云茯神12g,加炒枣仁10g。

二尖瓣右下叶腱索撕裂并下垂:去炮干姜,云茯苓改云茯神12g,加炒枣仁10g,川续断12g,干萹蓄6g。

【化裁方来源】

本方源自苓桂术甘汤(《金匮要略》)。

茯苓四两,桂枝、白术各三两,甘草二两。上四味,以水六升,煮取三升,分温三服。

◎ 应用大旨

宜:胸胁胀满,目眩心悸,心下痞闷,气短咳嗽(脾阳不足,痰饮内停)。

忌:阴虚津少,咳痰黏稠。

◎ 经方要义

方剂分类:属于"祛湿剂"。

针对病症:胸胁支满,短气而咳,目眩心悸,脉弦滑,苔白滑。

配伍特点:甘淡为主,辛温为辅,温阳化饮。

选方提要:中阳不足,痰饮内停("病痰饮者,温药和之")。

◎ 应用精义

吴谦等《医宗金鉴》:《灵枢》谓心包络之脉动则胸胁支满者,谓痰饮积于心包,其病则必若是也。目眩者,痰饮阻其胸中之阳,不能布精于上也。茯苓淡渗,逐饮出下窍,因利而去,故用以为君。桂枝通阳输水走皮毛,从汗而解,故以为臣。白术燥湿,佐茯苓消痰以除支满。甘草补中,佐桂枝建土以滞水邪也。

尤在泾《金匮要略心典》:痰饮,阴邪也,为有形,以形碍虚则满,以阴冒阳则眩。苓桂术甘温中祛湿,治痰饮之良剂,是即所谓温药也。盖痰饮为结邪,温则易散,内属脾胃,温则能运耳。

8. 孙光荣益肾振阳汤

【组成】

生晒参10g　　生北芪10g　　紫丹参10g

干地黄15g　　淮山药10g　　山茱萸10g

炒泽泻10g　　牡丹皮10g　　云茯苓10g

炮附子6g　　　上肉桂6g　　　炙甘草5g

【方解】

第一联药组具有益气活血之功,为君药;第二联药组具有滋补脾肾之功,为臣药;第三联药组具有渗湿利水之功,为佐药;第四联药组具有补引纠和之功,为使药。四联药组共奏温肾振阳,渗湿利水之功效。

【适应病症】

脉象:虚,虚细,左尺尤虚细无力。

舌象:舌胖淡,苔白或苔少。

症状:腰痛,脚软或脚肿,腰以下冷,下肢及足部冰凉,阳痿早泄,小便不利,消渴。

【随症加减举例】

慢性肾炎:加刀豆子12g,川杜仲12g,冬瓜皮10g,车前仁10g。

糖尿病:加玉米须10g,干荷叶10g。

阳痿:加鹿角胶10g,菟丝子10g,川杜仲10g。

早泄:加龟板胶10g,川杜仲10g。

老年性痴呆:去炮附子、上肉桂,加巴戟天10g,制远志6g,石菖蒲6g。

【化裁方来源】

本方源自肾气丸(《金匮要略》)。

干地黄八两,薯蓣四两,山茱萸四两,泽泻三两,茯苓二两,牡丹皮三两,桂枝、附子(炮)各一两。上为末,炼蜜和丸梧子大。每服十五丸,加至二十五丸,酒送下,一日二次。

◎ **应用大旨**

宜: 腰痛脚软或脚肿,腰以下冷,阳痿早泄,小便不利,消渴(肾阳不足,痰饮内停)。

忌: 阴虚阳亢。

◎ **经方要义**

方剂分类: 属于"补益(阳)剂"。

针对病症: 腰痛脚软,身半以下常有冷感,痰饮,水肿,消渴,小便不利或反多,阳痿早泄。

配伍特点: 阴(补阴药)阳(补阳药)并补,补(干地黄、山茱萸、淮山药,三补)泻(泽泻、牡丹皮、茯苓,三泻)兼施。

选方提要: 肾阳不足("引火归元以消阴翳")。

◎ **应用精义**

张璐《千金方衍义》: 本方为治虚劳不足,水火不交,下元亏损之首方。专用附、桂蒸发津气于上,地黄滋培阴血于下,萸肉涩肝肾之精,山药补黄庭之气,丹皮散不归经之血,茯苓守五脏之气,泽泻通膀胱之气化。

王履《医经溯洄集》: 八味丸以地黄为君,而以余药佐之,非止为补血之剂,盖兼补气也。气者,血之母,东垣所谓阳旺则能生阴血者此也。夫其用地黄为君者,大补血虚不足与补肾也;用诸药佐之者,山药之强阴益气;山茱萸之强阴益精而壮元气;白茯苓之补阳长阴而益气;牡丹皮之泻阴火,而治神志不足;泽泻之养五脏,益气力,起阴气,而补虚损五劳,桂、附之补下焦火也。由此观之,则余之所谓兼补气者,非臆说也。

9. 孙光荣益气活血安神汤

【组成】

西洋参7g 　生北芪7g 　紫丹参7g

酸枣仁15g 　云茯神12g 　龙眼肉10g

肥知母10g 　正川芎6g 　川郁金10g

生甘草5g

【方解】

第一联药组具有益气活血之功,为君药;第二联药组具有养心安神之功,为臣药;第三联药组为滋阴疏肝,为佐药;第四组药调和诸药为使药。

四联药组共奏益气、活血、安神之功效。

【适应病症】

脉象：弦细，细数，虚细无力。

舌象：舌淡红，苔薄白或苔少。

症状：五心烦热，心神不安，盗汗或自汗，咽干口燥，头晕目眩。

【随症加减举例】

更年期综合征：加干小麦15g，大红枣10g，灯心草3g。

顽固性盗汗：加浮小麦15g，麻黄根10g。

焦虑性神经症：加莲子心10g，灯心草3g。

顽固性室性早搏：加麦门冬10g，五味子3g，灵磁石5g。

【化裁方来源】

本方源于酸枣仁汤(《金匮要略》)。

酸枣仁二升，甘草一两，知母二两，茯苓二两，川芎二两。以水八升，煮酸枣仁，得六升，纳诸药，煮取三升，分温三服。

◎ 应用大旨

宜：虚烦难寐，心悸盗汗，头目眩晕，咽干口燥(禀赋薄弱，气血两虚，功能衰退)。

忌：实证。

◎ 经方要义

方剂分类：属于"滋养安神剂"。

针对病症：虚劳虚烦，不得眠，不宁，盗汗，咽干口燥。

配伍特点：三兼，标本兼治，养清兼顾，补泻兼施。

选方提要：肝血不足，心肾失养。

◎ 应用精义

喻昌《医门法律》：虚劳虚烦，为心肾不交之病，肾水不上交心火，心火无制，故烦而不得眠，不独夏月为然矣。方用酸枣仁为君，而兼知母之滋肾为佐，茯苓、甘草调和其间，芎入血分，而解心火之躁烦也。

尤在泾《金匮要略心典》：虚劳之人，肝气不荣，则魂不得藏，魂不得藏故不得眠。酸枣仁补肝敛气，宜以为君。而魂既不归，容必有浊痰燥火乘间而袭其舍者，烦之所由作也。故以知母、甘草清热滋燥；茯苓、川芎行气除痰，皆所以求肝之治，而宅其魂也。

10. 孙光荣应用安宫牛黄丸之经验

【组成】 同原方(用成药)。

【方解】

君药为牛黄,具有开窍而醒神,息风化痰而定惊之功效。臣药有黄连、黄芩、栀子为苦寒清热之品;郁金具有理气舒肝之功效;朱砂、珍珠具有镇静安神通心窍之功效;犀角(水牛角浓缩粉)具有清热凉血之功效;雄黄具有解毒辟秽之功效。佐药为麝香、冰片,为芳香开窍之品。使药为蜂蜜,具有和胃调中之功效。全方共奏清热解毒、镇惊开窍之功。用于热病,邪入心包,高热惊厥、神昏谵语等症。全方特点为:善能清解高热神昏之效,而无寒凉泄下之弊。《温病条辨》有言:使泻火随诸香一齐俱散也。

【适应病症】

脉象:洪大,弦紧有力,数而有力。

舌象:舌深红、暗红,绛;苔黄燥、黄厚。

症状:高热神昏,烦躁谵语,语言謇涩或不语,饮不解渴。

【随症加减举例】

中风昏迷:金银花10g,薄荷叶5g,煎汤送服1丸,日2丸。

小儿高热惊厥:金银花10g,连翘壳10g,煎汤送服半丸,日1丸。

肝昏迷、尿毒症(垂危):蒲公英15g,土茯苓30g,煎汤送服1丸,日2丸。

【原方解析】

本方出自《温病条辨》。

牛黄一两,郁金一两,犀角(用代用品)一两,黄连一两,朱砂一两,梅片二钱五分,麝香二钱五分,真珠五钱,山栀一两,雄黄一两,金箔衣,黄芩一两。上为极细末,炼老蜜为丸,每丸一钱,金箔为衣,蜡护。脉虚者人参汤下,脉实者银花、薄荷汤下。每服一丸,大人病重体实者,每日二次,甚至一日三次。

◎ 应用大旨

宜:高热,神昏,手足厥冷(禀赋薄弱,气血两虚,功能衰退)。

忌:寒厥。

◎ 经方要义

方剂分类:属于"开窍剂"(凉开)"。

针对病症:高热,烦躁,谵语,昏迷。

配伍特点: 清热、泻火、凉血、解毒、开窍五法齐备。

选方提要: 温热邪毒内陷心包。

◎ **应用精义**

吴鞠通《温病条辨》: 清宫汤煎汤送服本方, 可加强清心解毒之力; 若温病初起, 邪在肺卫, 迅即逆传心包者, 可用银花、薄荷或银翘散加减煎汤送服本方, 以增强清热透解作用; 若邪陷心包, 兼有腑实, 症见神昏舌短、大便秘结、饮不解渴者, 宜开窍与攻下并用, 以安宫牛黄丸2粒化开, 调生大黄末9g内服, 先服一半, 不效再服; 热闭证见脉虚, 有内闭外脱之势者, 急宜人参煎汤送服本方。

第六章 临证治验

第一节 "治未病"学术思想和临证经验

"治未病"最早出现于《黄帝内经》。《素问·四气调神大论》中提出:"是故圣人不治已病治未病,不治已乱治未乱,此之谓也。夫病已成而后药之,乱已成而后治之,譬犹渴而穿井,斗而铸锥,不亦晚乎。"明确指出了"治未病"的重要意义。《灵枢·逆顺》:"上工,刺其未生者也。其次,刺其未盛者也。其次,刺其已衰者也……上工治未病,不治已病。"此处"治未病"对医生的治疗经验和水平提出了要求,要想成为一名高明的医生,要善于预防疾病,防患于未然。《素问·刺热》说:"肝热病者左颊先赤,心热病者颜先赤,脾热病者鼻先赤,肺热病者右颊先赤,肾热病者颐先赤。病虽未发,见赤色者刺之,名曰治未病。"此"病虽未发",结合上文是指机体已受邪但尚处于无症状或症状尚较少、较轻的阶段。这种潜病态可发展成为某种具有明显症状和体征的疾病。因而,此处"治未病",是指通过一定的防治手段以阻断潜病态的发展,从而使这种潜病态向健康方向转化,属于疾病早期治疗的范围。

孙老认为,"治未病"思想是植根中华民族优秀传统文化的,在数千年中医药发展进程中积累凝练的中医药文化。简而言之,"治未病",即采取相应的措施,防止疾病的发生发展。中医学"治未病"思想基于天人合一,是中医防治思想的一贯体现,是中医预防保健的重要理论基础和准则,是中医学理论体系的核心理念之一。

一、"治未病"思想的特征

1. 强调以人为本,防重于治

中医学敬奉"生命至贵",《黄帝内经》认为"天覆地载,万物悉备,莫贵于人"。中医不能限于不病不管,不能限于见病知病,不能限于已病治病,中医学要求未病之时识欲病之兆而预防疾病的发生,欲病之时知将病之机而制止疾病的发展,已病之时断病势之所向而阻断疾病的传变。中医"治未病",提倡养生保健、养容驻颜、延年益寿,强调未病先防、既病防变、病后防复。

2. 强调形与神俱,和谐平衡

中医学重视"宝命全形",《黄帝内经》认为"人以天地之气生,四时之法成。君王众庶,尽欲全形"。认为精、气、神是生命之三宝,严防"六淫""七情"诸邪之侵袭,注重形与神俱,追求身体、心理与自然、社会之间的和谐平衡。所以,中医治未病是着重根据地域、体质、情志之差异,针对阴阳、气血之偏盛偏衰,通过辨证论治而采用药物干预法或非药物干预法"调之使平",而不是千人一药、万众一方,必须突出干预的个性化。

3. 强调天人合一,效法自然

中医学宗信"人法于天地",《中藏经》认为"人者,上禀天,下委地,阳以辅之,阴以佐之。天地顺则人气泰,天地逆则人气否"。人体健康状态与天地四时的状态息息相通。中医"治未病"不是只看"病",还必须看"人"(体质、情志);不仅要看"人",还必须看"天"(时令、气候、灾变),追求天人合一,效法自然。所以,中医要根据个体与时令、气候、灾变的适应程度之差异,制订不违天时(包括膳食营养)、适合个人、取法天然的治未病方案,而不是四季一药、寒热一方,强调干预的适时性。

二、中医药"治未病"的特色和优势

孙老认为,中医药在长期的实践中体现出"个性化的辨证论治、求衡性的防治原则、人性化的治疗方法、多样化的干预手段、天然化的用药取向"的五大特色。所以,中医学"治未病"主要表现为"三突出"的优势。试以亚健康的干预为例,简要述之。

1. 针对性突出

针对人体亚健康与疾病状态,中医可将其分为未病、已病两大类。亚健康又可分为未病、欲病、将病三个层次。已病又可分为欲传变、将传变、欲复发、将复发四个层次。针对不同的服务群体和不同的养生防病需求,中医养生保健可以分为老年养生保健、妇女养生保健、青春活力养生保健、脑力劳动养生保健、体力劳动养生保健、智力养生保健、性功能养生保健等；针对个人亚健康状态，中医干预可以分为亚健康状态预防干预、亚健康状态阻断干预、亚健康状态修复干预等，并结合时令、地域、情志等给予针对性强的、调治为主的、个性化的指导与干预。

2. 多样性突出

中医对亚健康的干预手段十分丰富，总体上可分为药物干预法和非药物干预法。根据服务对象的体质、亚健康征兆、亚健康检测结果与评估报告，给予药物干预或非药物干预。药物干预主要是补偏救弊、调之使平的酒剂、汤剂、膏剂、丸剂、洗剂、栓剂、贴剂、枕剂等，非药物干预主要是针灸、推拿、按摩、导引、药膳、音乐诱导、书画引导、心理咨询、七情生克法等。

3. 天然性突出

中医对亚健康干预的方案与手段既讲究药取天然，更追求效法自然。在药物干预中一般不使用化学药品，极力避免产生"本来未病，用药成病"和"原病未除，新病又出"的药物不良反应。另一方面，在非药物干预中一般不使用运动量超大的器械或强度超大的手法，而是根据年龄、性别、体质、时令制订合理的干预方案，在安全中求实效。

亚健康管理的中医药服务，是遵从中医学"治未病"思想，发挥中医学"治未病"优势，运用中医药物干预和非药物干预的方法，为亚健康人提供以未病先防、既病防变、病后防复为目标的安全实效的检测、干预、评估、指导、管理的全程服务。

三、"治未病"思想的内涵

孙老认为，人，生活在天地万物之中，外有风寒暑湿燥火"六淫"之侵袭，内有喜怒忧思悲恐惊"七情"之困扰，不可能不生病，关键在于要未病先防、既病防变、病中防逆转、瘥后防复发，这就是中医"治未病"思想的内涵。

1. 未病先防

通过养生保健等相应措施，保持人体健康，预防疾病发生，它反映了养生保健、预防疾病的"治未病"思想。主要包括未病养生、防病于先和欲病施治、防微杜渐两方面。前者,重在养生保健,正如元代朱丹溪指出:"与其求疗于有疾之后,不若摄养于无疾之先。盖疾成而后药者,徒劳而已。是故已病而不治,所以为医家之法,未病而先治,所以明摄生之理。夫如是,则思患而预防之者,何患之有哉?"提出了预防与养生的重要性。后者,还应包括一些治疗措施,如唐代医家孙思邈在《备急千金要方》中提出用针刺预防中风的具体方法:"惟风宜防尔,针耳前动脉及风府神良"。明代的杨继洲《针灸大成》中也有艾灸预防中风的详细记载,如:"但未中风时,一两月前,或三四月前,不时足胫发酸发重,良久方解,此将中风之候也,便宜急灸三里、绝骨四处,各三壮……如春交夏时,夏交秋时,俱宜灸,常令二足灸疮妙。"未病先防,重在于养生,孙老对养生思想及方法亦有详尽论述。

2. 既病防变

已病之后,要及时治疗,并预测到疾病可能的发展方向,以防止疾病的进一步进展。疾病的发展都有顺逆传变的规律,正确地预测到疾病的发展则能够及时阻断疾病的加重或转变。在治疗疾病时应注意照顾未病的表里内外,防止疾病的传变途径,防其蔓延为患,使疾病向痊愈方面转化。如医圣张仲景秉《黄帝内经》《难经》之旨,在临床医学实践中贯彻"治未病"思想,他在《金匮要略·脏腑经络先后病脉篇》中云:"见肝之病,知肝传脾,当先实脾",这是运用五行乘侮规律得出的治病防变的措施,是"治未病"思想既病防变的具体体现。清代温病学家叶天士根据温病的发展规律和温邪易伤津耗液的特点,提出对于肾水素虚的患者应防病邪乘虚深入下焦,损及肾阴,在治疗上主张在甘寒养胃同时加入咸寒滋肾之品,以"先安未受邪之地",是既病防变法则的典范。名老中医姜春华在辨病辨证的基础上,提出的"截断扭转"与"先证而治",也是既病防变的重要体现。孙老在治疗肝阳上亢病情较重的患者时,常在处方之中,加入全蝎、地龙等药,以防中风的发生,也是既病防变法则的体现。

3. 病中防逆转

即疾病的急危重症阶段,经过及时治疗之后,病情转危为安,由重转轻。病情"转安""转轻"之后,要继续通过合理治疗,防止其再次转到急危重症阶段。

4. 瘥后防复发

疾病初愈,要通过合理调护,防止其再次复发。疾病初愈,是机体阴阳平衡尚未稳定,机体功能还没有完全恢复,此时不注意调摄,不但可使病复,甚者可危及生命。如《素问·热论》:"帝曰:热病可愈,时有所遗者,何也?岐伯曰:诸遗者,热甚而强食之,故有所遗也。若此者,皆病已衰而热有所藏,因其谷气相薄,两热相合,故有所遗也。帝曰:善。治遗奈何?岐伯曰:视其虚实,调其逆从,可使必已矣。"张仲景认为病复有食复、劳复、复感之分,《伤寒论》398条"以病新瘥,人强与谷,脾胃气尚弱,不能消谷,故令微烦,损谷则愈"。393条"大病瘥后,劳复者,枳实栀子豉汤主之",提示瘥后调护的重要性。

四、孙光荣养生思想简述

未病先防,重在养生。孙老把中医养生分为六个层级:德、道、学、法、术、器。"养生之德(仁爱、平和)引领养生之道(人法于天地,三因制宜),养生之道主导养生之学(养生的专门学问,包括历史、原理、源流、法则、方式等),养生之学统领养生之法(养生的总则、要领、要义、要诀),养生之法指导养生之术(药养、食养、术养等),养生之术选择养生之器(养生器械、器具、保健品等)。"在他看来,养生首先要养德,要持有仁爱、平和之心,而后行养生之道,人法于天地,顺应自然,效法自然。"养生并不要求立竿见影,而是要求日久见功,中医养生讲求合则安,身心舒畅,天地人和。"

1. 养生总则——合则安

孙老认为养生总则可以一语概之:"合则安"。养生不能人云亦云,盲目跟从。其实,无论吃什么、练何功,都应因人制宜,只要适合自身的心理、生理需求,即为"合"。合则安,既安之,则能持之久远,自可益寿延年。养生贵在朴实,贵在坚持,贵在明白"合则安"。中医养生不能要求立竿见影,要日久见功,而且只要感到"十不"即可。"十不"即:头不晕,咽不痛,心不慌,胸不闷,腹不胀,力不乏,尿不黄,便不结,月经不乱,性能力不减弱。

2. 养生要领——上善、中和、下畅

上善,更多是指保持头脑清醒、心态平和。心态平和,要有良好的世界

观,保持良好心态。日常要注意疏肝理气、平心静气,遇事要平静、平和、不急不躁、不骄不傲。心态放得下就会知足常乐,就会做到上善若水,顺势而安,无坚不克。人活着应该有所追求,在追求中体认自身价值,能为社会、为别人尽点心、尽点力、做点事,心态自会安定平和。孙老一生历尽坎坷,行到水穷处,坐看云起时,总能泰然处之、宠辱不惊。遇艰难困苦,他都以岳麓书院楹联"是非审之于己,毁誉听之于人,得失安之于数"自勉,这句话也成了他的座右铭,养成豁达乐观的性格。他深有体会地说:"如果心胸狭隘,满脑满心都是羡慕、嫉妒、恨,锱铢必较,什么养生也没用",即"养生先养慈悲心"。

"中和",有两层含义。一是指中焦脾胃要安和。脾胃为后天之本,人以水谷为本。脾胃不和则人绝水谷而死,百病多因脾胃衰而生也。因此,在养生中始终要注意保护好脾胃,饮食应规律,不暴饮暴食,饥饱适宜,节制酒类,禁忌生冷油腻之品。二是指要中处人事,要"中和",人在天地之间,与周围人要平和、和谐共处,切不可有违环境和道德规范,肆意妄为,伤人害己,有害健康。

下畅,是指肾藏经,是先天之本。肾主水、纳气,主骨、生髓、通脑,开窍于耳,司二阴。在养生中,尤其要注意大小便的通畅,女性还要注意经、带的情况。如果上善指精神、神志之修养,中和指心理与道德的修行,那么下畅可理解成身体状况调养,要气血流畅,自然也包括二阴大小便的通畅了,气血畅通中和,就会健康长寿。

3. 养生实践——孙光荣养生十法

(1)醒神护发——迟脱、迟白

每日晨起,梳头36次以上(由前额至枕后),然后用热毛巾围护热敷头发10分钟。(可用两条毛巾在微波炉中轮番加热,包裹好后可用浴帽加盖不易变冷。)

附:旱莲草500g,黑母鸡鸡蛋10个,黑豆100g,熬成膏状。

起伏之日起,连续十天,每日晨起服30g,吃一个鸡蛋。(注意保鲜。)

(2)转睛明目——美目提神

晨起,正坐,睁眼,定睛,以短棒指引(夜间以香火为指引),头不动,顺时针转睛30周,再逆时针转睛30周,然后闭目1分钟。

(3)书"鳳"(凤的繁体字)健颈——防护颈椎

晨起，直立，平开双足，以头书繁体"鳳"字，10次。

（4）狮吼驻颜——推迟衰容

独处时（如洗脸），尽量张开口腔，以舌尖用力顶住上颚，眼睛尽量睁大，眉毛下压，成"狮吼"状。每次10秒，重复3～9次。

（5）刷牙叩齿——健齿瘦身

每天刷牙6次，（晨起后、早餐后、午餐后、午睡后、晚餐后、睡前。早晚两次用牙膏，其余几次应可只用清水刷牙。）晨起，叩齿36次以上。

附：洗浴方法

四步：清水净、褪污垢（涂抹肥皂）、清水净、全护肤（黑橄榄乳等，阴部不涂抹）。四步都是最后冲。抹干阴部，要用毛巾最干净的部分）

（6）击打膻中穴——理气防瘀

合掌，以双鱼际击打膻中穴36次，然后以左手手掌揉抚右胸，右手手掌揉抚左胸。

附：预防感冒

每天至少一次，以右手指按摩左手拇指和鱼际15分钟，以左手指按摩右手拇指和鱼际15分钟。

（7）提肛兜囊——壮腰健肾

男：盘坐，提肛36次，然后双手搓热，左手兜肾囊（睾丸）36次，再右手兜肾囊36次（请排除杂念，对前列腺有益处。）

女：盘坐，提肛36次，前后阴同时提夹。

（8）定期药养——安神定志

生晒参10g，生北芪10g，紫丹参10g，云茯神12g，炒枣仁12g，灯心草3g。

第一周连服7剂，每日1剂，水煎，分2次服；此后，每月服3剂即可。

（9）冬令进补——养精蓄锐

驴胶10g，龟胶10g，鹿角胶3g，蒸服，可放鸡蛋，立冬至冬至每日一剂。（女性去掉鹿角胶）

（10）周身自振——益气活血

晨起，朝阳，平视，平开半步（与肩同宽），垂手。

①自由活动颈、臂、腰、腿、胸、腹。

②微弯双膝，利用膝部屈伸抖动全身。

③抖动300次后,脚踮起,大振动100次。

④400次后,以腰部力量前后挺、曲100次。

⑤逐步放松收功(摆动、踏步100次)。

4. 十种常见老年病的养生预防方法与经验方剂

(1)高血压病预防方法

少食荤腥多食素,少吃甜咸喝点醋;

心胸开阔放眼量,闲言莫在心中度。

孙老常用的中药保健药方

降压饮:石决明20g,川杜仲15g,川牛膝15g,老钩藤15g。代茶饮,每日量。

(2)糖尿病预防方法

莫食油炸与烧烤,莫寻闲言与烦恼;

不得暴饮与暴食,不得过逸与过劳。

孙老常用的中药保健药方

五豆饭:黄豆、黑豆、绿豆、白扁豆、赤小豆(等量,视食量,加适量食盐,蒸透,隔日代早餐)。

三清茶:荷叶5g,山楂5g,玉米须5g,每次量,代茶饮。

(3)冠心病预防方法

合掌击打膻中穴,悠闲漫步林泉歇;

适当运动子午觉,临水温热涌泉穴。

孙老常用的中药保健药方

宁心饮:生晒参10g,生北芪10g,紫丹参10g,麦冬10g,五味子3g,每日量。

(4)失眠症预防方法

过酉少食不生气,暖足上床枕头底;

双手轻柔肾俞穴,柔服宽裳睡安逸。

孙老常用的中药保健药方

安神饮:云茯神10g,炒枣仁10g,夜交藤10g,何首乌10g,每晚量。

(5)肥胖症预防方法

肥胖大多因先天,刻意减肥伤后天;

适当饮食和运动,节食汗泻却枉然。

孙老常用的中药保健药方

干荷叶10g,生山楂10g,蒸米饭,早餐,隔日一次。

（6）瘙痒症预防方法

血虚生风津精少,老年瘙痒最难熬;

滋阴补血保津液,保湿护肤很重要。

孙老常用的中药保健药方

全当归10g,北枸杞10g,天门冬10g,麦冬10g,白鲜皮10g,地肤子10g,每日量。

（7）胃溃疡预防方法

胃脘不适真苦难,少食则痛多则胀;

注意少食又多餐,最忌酸辣把胃伤。

孙老常用的中药保健药方

乌贼骨10g,西砂仁4g,延胡索10g,每日量。

（8）老年性慢性支气管炎预防方法

遗传熬夜加烟酒,老慢支就跟着走;

保暖防寒常扩胸,补肾纳气缓中求。

孙老常用的中药保健药方

蛤蚧粉5g,矮地茶10g,炙冬花10g,炙紫菀10g,法半夏5g,广陈皮5g,每日量。

（9）前列腺增生症预防方法

小便余沥尿不尽,又胀又痛又失禁;

坚持早晚兜肾囊,性事频率要适当。

孙老常用的中药保健药方

益智仁10g,台乌药10g,菟丝子10g,车前仁10g,路路通10g,菝葜根10g,蒲公英10g,每日量。

（10）老年性阴道炎预防方法

又燥又痒不可挡,带下黄白腥臭强;

洁阴洁巾又洁裳,切勿隐忍成大难。

孙老常用的中药保健药方

蛇床子15g,百部根15g,金银花15g,土茯苓15g,煅龙骨20g、煅牡蛎20g,晨晚各坐浴1次,每次5分钟,连续7天。

第二节 调气活血抑邪汤理论基础及临床运用浅析

孙老临床思辨特点是:调气血,平升降,衡出入。其中,调气血为首务。在临床处方中,孙老常以调气活血抑邪汤作为处方基础。调气活血抑邪汤即孙老处方的基础三联药组,由"参、芪、丹参"组成。本部分即对调气活血抑邪汤理论基础及临床运用作一阐释。

气是人体内活力很强运行不息的极精微物质,是构成人体和维持人体生命活动的基本物质之一。人体之气,由精化生,并与肺吸入的自然界清气相融合而成。一身之气的生成,是脾、肾、肺等脏腑的综合协调作用的结果。气的运动称作气机。气的运动形式,因气的种类与功能的不同而有所不同,但总的来说,可以简单地归纳为升、降、出、入四种基本形式。"升降出入,无器不有",升与降,出与入之间必须协调平衡。气机升降出入的协调平衡是保证生命活动正常进行的一个重要环节。一方面,气必须有通畅无阻的运动;另一方面,气的升降出入运动之间必须平衡协调。具备这两点,气的运动才是正常的,这种正常状态称之为"气机调畅"。只有这样,才有人体之气的正常运动,各脏腑才能发挥正常生理功能。因此,气的升降出入运动是人体生命活动的根本,气的升降出入运动一旦停息,也就意味着生命活动的终止。故《素问·六微旨大论》说:"出入废则神机化灭,升降息则气立孤危。"

生理情况下,气既是构成人体的基本物质之一,又是推动和调控脏腑功能活动的动力,如推动与调控作用、温煦与凉润作用、防御作用、固摄作用、中介作用等,从而起到维系生命进程的作用。气的病理状态主要体现在两个方面:一是气虚,即由于各种原因导致人体之气的不足;二是气机失调。当气的运动出现异常变化,升降出入之间失去协调平衡时,概称为"气机失调",如气机不畅、气滞、气逆、气陷、气脱、气闭等。

血是循行于脉中而富有营养的红色液态物质,是构成人体和维持人体生命活动的基本物质之一。水谷精微和肾精是血液化生的基础。血的正常运行与气的功能密切相关。气的推动与固摄作用之间、温煦与凉润作用之间的协调平衡是保证血液正常运行的主要因素。此外,尚需考虑病邪的影响,如阳邪侵入,或内生火热,易发生阳热亢盛而使血液妄行。阴邪侵袭,或寒从中生,易发生阴寒偏盛而使血行不利,甚至出现瘀血。同时,血的正常运行,也是心、肺、肝、脾等脏腑功能协调、共同作用的结果。

血主要具有濡养和化神两个方面的功能。血循脉而流于全身,濡养脏腑、经络、形体、官窍,是人体生命活动的根本保证。正如《景岳全书·血证》中说:"凡为七窍之灵,为四肢之用,为筋骨之和柔,为肌肉之丰盛,以至滋脏腑,安神魂,润颜色,充营卫,津液得以通行,二阴得以调畅,凡形质所在,无非血之用也。是以人有此形,惟赖此血,故血衰则形萎,血败则形坏,而百骸表里之属,凡血亏之处,则必随所在而各见其偏废之病。"

血的病理状态主要体现在两个方面:一是血虚,即由于各种原因导致人体之血的不足;二是各种原因如血热、血寒、气虚、脏腑功能失调等导致的血行不利甚则血瘀、出血等血的运行失常。

另外,气血与人体其他生理物质也存在密切关系。如津液的生成、输布和排泄,有赖于气的推动、固摄作用和气的升降出入运动;精、血、津液三者之间存在着互相化生、互相补充的关系,即"精血同源""津血同源";气血是神的物质基础等。

可见,气与血是人体内两大类重要的基本物质,而这不仅与全身脏腑关系密切,且与人体其他生理物质也存在密不可分的关系。可以说气血在人体生命活动中占有很重要的地位。如《素问·调经论》说:"人之所有者,血与气耳。"《景岳全书·血证》说:"人有阴阳,即为血气。阳主气,故气全则神旺;阴主血,故血盛则形强。人生所赖,唯斯而已。"气与血相对言之,则气属阳,血属阴,具有互根互用的关系。概言之,即"气为血之帅,血为气之母"。气血之间协调平衡,生命活动得以正常进行。反之,"血气不和,百病乃变化而生"。因此,调整气血之间的关系,使其恢复协调平衡的状态是治疗疾病的常用法则之一。

基于此,孙老治疗内伤杂病多以调理气血为先导,具体而言,即"调气血,平升降,衡出入"。在具体用药上,孙老多以比较稳妥的调气活血抑邪汤为处方基础。调气活血抑邪汤以一对三联组药——"参、黄芪、丹参"组成,以使气血通调,统领其他药物"团队前进"。孙老治疗内伤杂病的处方中,绝大多数都用到了这一组药(但病机以阳亢为主而气虚不明显者,一般不用)。或许有人会问,人体之精也极其重要,为何以调理气血为先导,而不以调精为先导呢? 这是由其不同特点决定的。一般而言,气血以流通为顺,调气血之药以"动药"为主;而精以闭藏为贵,填精之药则以"静药"为主,而"静药"是无法担任统领其他药物"团队前进"的重任的,且妄用反生滋腻之弊(这也就是补精方剂中必配"动药"的缘故)。所以,不能以调精作为疾病治疗的先导。

孙老在运用调气活血抑邪汤——"参、黄芪、丹参"时,又灵活使用这三味药,体现在依据病情对于"参"的选择不同,三药药量选择及比例的调整上。气虚者,用党参;甚者,用生晒参(如案1);气虚兼有阴虚者,用太子参;气阴两虚较重者,用西洋参(如案2),且黄芪减量,"参"之用量多于黄芪;津液亏损者,可用元参(如案3)。气虚明显者,参芪之量加大;无明显气虚血虚者,或气血虚损程度大致相当者,则三药之量大致相当。调气活血抑邪汤的"黄芪",多用生黄芪,因孙老认为生黄芪补气之力较炙黄芪为速。一般而言,药物的用量分为3～5g,7～9g,10～15g等不同级别,具体依据患者病情轻重而灵活选用。当然,这只是常规情况,并非一成不变,临床用药务必以合于病情为要(案4、案5)。

【验案举隅】

案1

张某,女,24岁。2009年12月11日初诊。病情:11岁至今经期紊乱,行经无定期,白带多,自感腹胀,腰膝冷酸,舌淡苔白脉虚细。处方:

生晒参10g	生北芪10g	紫丹参10g	益母草12g
制香附10g	川郁金10g	川草薢10g	川杜仲10g
川牛膝10g	大腹皮10g	制川朴6g	桑螵蛸10g
薏苡仁10g	熟附片6g	生甘草5g	全当归12g

按:气虚较甚,调气活血抑邪汤中用生晒参。三药等量。

案2

1988年夏,黄某,男,"脑胶质瘤(星形细胞瘤)"。病情:头痛、头晕、头胀、恶心、口臭、纳差2年。近半年,多次无前兆突然晕倒;近3个月来视物模糊,有时可见重影。舌绛苔黄腻,脉弦细无力。处方:

西洋参(蒸兑)12g	生北芪6g	紫丹参15g
生鳖甲(先煎)30g	生龟板(先煎)30g	蒲公英15g
金银花15g	天葵子12g	蛇舌草15g

半枝莲15g　　乌贼骨10g　　制乳没(醋炙,布包)6g

姜半夏9g　　广陈皮9g　　路路通15g

生甘草5g

按: 西洋参、丹参之量倍于黄芪,结合舌脉、病机,故黄芪量小。

案3

范某,女,54岁。2011年11月1日初诊。因目涩近2年余求诊。症见目涩甚,口干,便秘,舌红苔薄黄而干,脉细涩。处方:

润元参12g　　生黄芪10g　　紫丹参7g　　天门冬10g

麦门冬10g　　金石斛10g　　云茯神15g　　炒枣仁15g

谷精草10g　　密蒙花10g　　北枸杞15g　　生甘草5g

按: 津液亏虚且有虚热,调气活血抑邪汤中用了元参,滋阴润燥而清虚热。

案4

某女,35岁。2008年夏初诊。病情:曾习惯性流产数次,此次怀孕后为求保胎而求治于孙老。脉细滑无力,舌淡红苔薄白,停经42天,倦怠少食,面色少华,气短声怯。处方:

白晒参15g　　　　生北芪30g　　当归身15g　　　　川续断15g

淡黄芩6g　　　　熟地黄15g　　正川芎5g　　　　杭白芍(酒炒)15g

白术(土炒)12g　炙甘草5g　　西砂仁(后下)4g

糯米20g　　　　生姜3片　　大枣7枚引

按: 患者习惯性流产,气血大虚,故用晒参,且参芪药量较大;并舍丹参而不用,因不合本例习惯性流产患者之病机。提示我们在调气活血抑邪汤的使用上,务必以患者个体情况而定,而不可胶柱鼓瑟,为用这三味药而用这三味药。

案5

王某,男,31岁。2009年12月11日初诊。高血压病。寐不宁,多梦,眩晕。舌绛苔少,脉弦数。处方:

石决明20g　　川杜仲10g　　川牛膝10g　　法半夏10g

广陈皮7g 　 紫丹参10g 　 广郁金10g 　 云茯神15g

生龙齿15g 　 炒枣仁15g 　 合欢皮10g 　 制首乌15g

炒枳壳6g 　 明天麻10g 　 生甘草5g

按: 阳亢为主,只需平肝降逆,无需益气活血,因此不用调气活血抑邪汤,而运用"石决明、川杜仲、川牛膝"平肝潜阳。

第三节　对中医药治疗慢性病特点及优势的认识

中医药学对慢性病防治有着系统的理论认知和丰富的临床经验,具有"审辨燮和"的特点和"简验便廉"的优势。

一、中医药防治慢性病的特点——审辨燮和

1. 综审

中医秉持"天人合一"的理念从整体的角度综合审视慢性病的病因。中医临床的最大特征就是强调天人合一、形神合一,从整体联系的角度、功能的角度、运动变化的角度来把握人的健康与疾病的规律,在长期临床实践中不断丰富发展,形成了鲜明的四大原创的诊疗核心理念:一是用"整体观"认知健康与疾病;二是用"中和观"调治健康与疾病;三是用"未病观"预防疾病维护健康;四是用"制宜观"关注个体的健康与疾病。

中医药学与西医药学是两个不同的医药学体系。西医药学基于还原论而发展,其诊疗主要采用对抗式思维,着重于寻求致病因子及其病变定位,采用对抗式的治疗方法,定点清除细菌或病毒而治愈疾病;中医药学基于整体论而发展,所探讨的致病外因风、寒、暑、湿、燥、火,内因喜、怒、忧、思、悲、恐、惊等,迄今全世界亦未能发明中医所述病因的检测仪器、标准、方法,其诊疗主要采用包容式思维,着重于寻求致病因素及其正气与邪气的消长定位,采用包容式的治疗方法,固护正气、抑制并清除邪气而恢复机体健康。而慢性病的发生和发展,既与"外因"有关,更与"内因"有关,必须"观其脉证"、综合审视,就是运用"天人合一"的理念整体地观察和辨识。因此,中医通过审证求因更能从整体角度精准地认知慢性病的病因。

【验案举隅】

段某,女,52岁,2005年10月8日就诊。

脉虚细且稍数,舌暗红,苔薄津少。

三年来,月经渐次减少而至终止,恰逢离异,抑郁难舒,渐见食少、难寐、虚汗淋漓、神疲力乏、心慌气短、畏风恶寒、手足心发热,近期偶有咳嗽少痰。诸证蜂起,遍地求医。经北京多家三甲医院多项理化检查,未见异常,某院神经内科诊断为"抑郁症",某院内科诊断为"自主神经功能紊乱",某院妇科诊断为"更年期综合征",先后服用多种安神、镇静、消炎、助化、安眠、止咳等药及接受针灸、推拿、按摩、异地静心疗养,累治罔效。现见面色无华,神形消瘦,气短声微,步行无力,自诉五心烦热、心惊肉跳、日夜不眠、郁闷欲死。此乃阴阳失和、冲任失调所致,法当甘润平补、养心舒肝。方用《金匮要略》"甘麦大枣汤"化裁为"安神定志汤"。组方如下:

西党参10g　　生北芪10g　　紫丹参7g

干小麦15g　　大红枣10g　　生甘草5g

云茯神10g　　炒枣仁10g　　川郁金10g

麦门冬12g　　灯心草3g

7剂,每日7剂,水煎,分2次服。

二诊:服前方后,烦热顿减,汗出减少,咳嗽减轻,渐能入寐,但仍时有"心惊肉跳"(悸眩眴惕)。前方加"三甲":生鳖甲15g,生牡蛎15g,生龟板15g,再进7剂。

三诊:诸证明显减轻,自诉"已经康复,仅偶有干咳"。继服二诊处方7剂,并嘱自购"京都念慈庵川贝止咳枇杷露"2瓶,少量、多次含服。

按: 正值"天癸绝"之期,骤逢离异,阴不养阳,抑郁不舒而致心之气阴两虚,且由郁而致瘀,故诸证蜂起。其畏风恶寒者非外感风寒也,发热汗出者非浸淫暑湿也,悸眩眴惕者非"自主神经系统紊乱"也,至于咳嗽少痰,盖因时值秋令,燥火铄金也,且非主证。本案其因在七情,其病在冲任,究之在阴阳失和,察之在气虚血瘀,责之在心肝失养。故以甘润平补、养心舒肝之"安神定志汤"能一击而定矣。

2. 明辨

中医基于"形神合一"的理论通过辨证明确慢性病的证候。中医诊断,不是依靠理化检查的数据支撑,而是通过辨证"知犯何逆",明确"证候"。

经过见病、识病、断病、治病四个步骤完成诊治的全过程。辨证的纲领有八纲辨证、卫气营血辨证、经络辨证、气血精津辨证、脏腑八纲辨证等,但无论运用何种辨证纲领,都离不开"阴阳"之总纲,而"阴阳"在人体的基础是"气血"。《素问·调经论》指出:"人之所有者,血与气耳。"无论表里、寒热、虚实、顺逆、生死,都离不开阴阳这一总纲,但归根结底,阴阳最终还是离不开气血。《不居集》说:"气即无形之血,血即有形之气。"所以,论生理、论病理,无论在脏腑、在经络、在皮肉筋骨,最终也是离不开气血。而气血之间的关系就是众所周知的"气为血之帅,血为气之母"。然而,"气血"在人体的表征是"形神",而且是"神形合一"。所以,健康之人必须"形与神俱",若遇疾病则"得神者昌,失神者亡"。正因如此,"形神"是中医辨证的首要元素。如果形神相合,即气血相应,亦即阴阳平衡,即是"中和",这就是健康之象;反之,失神脱形,即是气血失和,也就是阴阳失衡,即非"中和",也就是疾病之征。

孙老在临证之中探索和总结了以"神形"为主线的辨证元素,其中一般元素,即时令、男女、长幼、干湿、劳逸、鳏寡、生育、新旧、欲涩、旺晦。重要元素,即神形、盛衰、阴阳、表里、寒热、虚实、主从、标本、逆顺、生死。其中"形神"居于两种元素之中,为枢纽。任何一组都是正反一对,也就是概念相对,辨析其中即可辨明"失中失和"之所在。而每一个元素都可以从一般情况、认知方式、思辨重点、临床意义、联系形神这五个方面去认知、辨析、把握。中医辨识慢性病就正是从"阴阳""形神""气血"切入证候,这就比单纯地明确某一症状或为某一疾病更切合慢性病的本质,对防治慢性病更具有临床指导价值。

【验案举隅】

王某,女,28岁,2009年2月28日就诊。

脉弦无力,舌淡红,苔薄白微腻。

患血小板减少性紫癜8年。近月发作,面色萎黄,上龈溢血,口中异味,下肢多处紫癜,尿黄便结。此乃气血两虚,湿热伤络,法当益气养阴,凉血止血,以自拟"清癜饮"治之:

生北芪30g　当归身30g　芡实仁30g

紫浮萍20g　西茜草20g　旱莲草20g

生地炭15g　侧柏炭15g　小蓟草15g

生甘草5g

水牛角磨汁引

7剂,每日1剂,水煎,分2次服,忌辛辣。

随访附记:上方服1剂,即上龈溢血立止而紫癜稍褪;继服2剂,口中异味减轻,尿清便畅;再服4剂,紫癜全褪,面色红润。嗣后,每年自服此方21剂,未见复发。

按: 血小板减少性紫癜为常见之出血性慢性疾病,属自身免疫性疾病,主要因血小板寿命缩短导致,常见症状有皮肤、黏膜出血,及血尿、胃肠道出血等内脏出血、失血性贫血,实验室检查见血小板计数减少、凝血时间延长等诸多改变。急性型多见于儿童,春冬两季易发病;慢性型多见于青年女性。

此病之西医诊断易于明确,但中医辨治常难中肯。中医将本病归属于血证、肌衄、发斑、紫癜等范畴。辨其证:一曰多因外感热毒,伤及血脉,留滞于肌肤、黏膜之间;二曰阴虚火旺,迫血妄行,损伤脉络,血液泛溢;三曰久病脾胃亏虚,气不摄血,血溢肌肤所致。因之,用药治疗亦有多法,论其治:一曰以汗法驱在表风邪;二曰以清法散脏腑壅热;三曰外用药散以褪皮肤紫斑。孙老认为,本案脉弦无力、舌淡苔白、面色萎黄,乃气血两虚之脉证,遂君以生北芪、当归身益气补血;上龈溢血、口中异味、下肢紫癜、尿黄便结,是湿热伤络之病征,则臣以紫浮萍、西茜草清热解毒、透皮消斑,佐以旱莲草、小蓟草、生地炭、侧柏炭、芡实炭凉血止血、渗水利湿;再使以水牛角磨汁为引,则可增进清热凉血之效,坚守一方而奏奇功,故名之为"清癜饮"也。由此可知,临床诊治要明辨证候,重在调气血、平升降、衡出入、致中和,辨证分型与遣方用药必须灵活,要"心中有大法,笔下无死方",方可在继承中突出原创性、实用性。

3. 燮理

中医遵从"阴阳平衡"的原理补偏救弊地制定慢性病治疗法则。众所周知,久病必虚。是否防治慢性病就首选补益之方法?就一定要补钙、补充多种维生素?中医的理论与临床经验证明:绝不是如此简单、粗略,而是要遵从"阴阳平衡"的原理,以补偏救弊的方式制定慢性病治疗法则。唯有补其所亏、泄其所壅,才能谓防治得当。

【验案举隅】

刘某,男,8岁,2011年12月10日就诊。

脉濡细,舌红,苔黄腻。

一年多来,咳嗽、咯痰。痰黏稠,厌食,神疲力乏。多家医院多次以"慢性支气管炎"治之,并服用诸多补肺、补肾方药及单方、偏方,均罔效。此乃脾胃湿热所致之咳者,法当以清热祛湿为先,以自拟"清热祛湿三叶汤"治之:

太子参6g　　　生北芪5g　　　紫丹参3g

藿香叶10g　　佩兰叶10g　　冬桑叶10g

法半夏6g　　　广陈皮6g　　　连翘壳6g

鸡内金6g　　　生薏米10g　　云茯苓10g

嘱自制竹沥为引。7剂,每日1剂,水煎,分2次服。上方服1剂,即诸证缓解;继服6剂,咳止胃开,生活学习正常矣。随访1年,未复发。

按: 久病必虚,虽为经验之谈,但非经典之论! 但凡慢性病亦必须察其形证脉气,"知犯何逆",当补不当补? 本案咳嗽略爽、痰稠厌食、神疲力乏、脉濡细而苔黄腻,其形证脉气皆直指脾胃湿热为此病之所本也,非风寒之咳也,亦非唯肺家气虚之咳也! 故遵从"阴阳平衡"的原理,制定"以清热祛湿为先"之治疗法则,以健脾益气活络之太子参、生北芪、紫丹参为君;以和胃化湿、开胃散热、清肺利气之藿香叶、佩兰叶、冬桑叶为臣;以燥湿化痰、理气和中之法半夏、广陈皮,利水渗湿健脾宁心之生薏苡仁、茯苓,清热解毒、消食健胃之连翘壳、鸡内金为佐;以清热化痰之竹沥为使,共奏清热祛湿、化痰止咳、健胃和中之效。此为审因论治、标本兼顾之意也。

《素问·咳论》曰:"五脏六腑皆令人咳,非独肺也。"肺为华盖而朝百脉,主一身之气,故各脏腑之气皆由经脉汇于肺而行周身,以所受之邪随气而归于肺也。后世如《太平惠民和剂局方》有痰饮咳嗽之论,金元四大名医之一刘完素在《素问病机气宜保命集》中论述:"咳谓无痰而有声,肺气伤而不清也;嗽是无声而有痰,脾湿动而为痰也;咳嗽谓有痰而有声,盖因伤于肺气,动于脾湿,咳而为嗽也。"又"寒暑燥湿风火六气,皆令人咳,唯湿病痰饮入胃,留之而不行,上入于肺,则为咳嗽。"故咳嗽者,治痰为先;治痰者,下气为上。本案审因施治,辨证论治皆合《内经》奥旨而自创其方。

4. 中和

中医坚持"以平为期"的原则,选用经方或遵经方之旨组方而求整体调节达到"中和"之目的。中医治病,特别是治疗慢性病,组方是关键。如何组方? 可以针对证候选用经方,这是第一选择,但是不可能完全"持医书以医病",而必须因人、因时、因地制宜,这就给医者提出了研究组方原则的重大课题。孙老认为应坚持"以平为期"的原则,提出"中和组方"的思路与方法,这就是根据辨证结果,采用的不偏不倚、调平燮和的组方用药方法。"中和组方"的基本原则是: ①遵经方之旨,不泥经方用药; ②谨守病机,以平为期; ③中病即止,不滥伐无过; ④从顺其宜,病人乐于接受(对慢性病患者尤为重要)。中医治疗的关键是调理,而调理之方药应该是"平和"的方药组合,一忌在未顾护正气的前提下施以大热大寒大补大泻之剂; 二忌过度滋腻,过度攻伐; 三忌崇贵尚奇,以昂贵难求、不可寻求之奇方怪药而求奇验。犯此"三忌",都会给病人的身体造成不可估量的伤害。"中和"组方用药就是要强调谨守病机、以平为期。方药中要阴阳结合、动静结合、升降相应、收散兼融、寒热共济等等。以期在保证用药安全的前提下,达到药到病除的目的。"中病即止",是指中和组方既要本身"中正平和",又要与病机相符,而治疗时机还必须是"中病即止",切不可矫枉过正。

【验案举隅】

宋某,男,36岁,2013年9月27日就诊。

脉细滑且三五不调,舌深红,苔白稍滑腻。

2013年5月患者在打羽毛球时突感心慌、憋气、咳嗽、略疲,至多家中、西医医院就诊,但诊断难明、治疗无效。9月初,经由某大军医院进行多项理化检查后,明确诊断为"二尖瓣右下叶腱索断裂并下垂",该院主诊医师提示:西医唯有手术治疗,但风险很大,特介绍前来求治。现察其面色无华,神疲力乏,以手抚胸,缓步而行,询其饮食睡眠均无明显变化,但胸胁胀满,目眩心悸,心下痞闷,"总觉心里不得劲,胸中惶惶的,胀胀的"。中医无此病名,今据其脉象、舌象,断其为中阳不足、痰饮内停之证。法当温阳化饮、燥湿除满。方用《金匮要略》之苓桂术甘汤化裁。组方如下:

生晒参10g　　生北芪10g　　紫丹参10g

云茯神15g　　炒白术10g　　化橘红6g

川桂枝10g　　炒枣仁10g　　车前仁6g

川续断12g　　干鹿筋6g　　炙甘草5g

7剂，每日1剂，水煎，分2次服，忌辛辣。

服上方后，自感症状减轻，自行改用丸剂，续服28剂后复查：二尖瓣右下叶腱索不完全断裂并轻度下垂。嗣后，继续以此方加减治之，至今已无明显不适，亦未继续复查，正常上班。

按: "二尖瓣右下叶腱索断裂并下垂"之病，中医典籍未载，西医亦仅手术治疗一途而又风险极大。既求治于中医，则不可拘泥于西医病名，自当辨明其证候即可施治。本案检查结果示其病在心，但中医辨识之形证脉气则显示其病在"痰饮积于心包"。《医宗金鉴》论苓桂术甘汤谓:"《灵枢》谓心包络之脉动则病胸胁支满者，谓痰饮积于心包，其病则必若是也。目眩者，痰饮阻其胸中之阳，不能布精于上也。茯苓淡渗，逐饮出下窍，因利而去，故用以为君。桂枝通阳输水走皮毛，从汗而解，故以为臣。白术燥湿，佐茯苓消痰以除支满。甘草补中，佐桂枝建土以制水邪也。"尤在泾《金匮要略心典》亦云:"痰饮，阴邪也，为有形，以形碍虚则满，以阴冒阳则眩。苓桂术甘温中祛湿，痰饮之良剂，是即所谓温药也。盖痰饮为结邪，温则易散，内属脾胃，温则能运耳。"故以苓桂术甘汤化裁之，以生晒参、生北芪、紫丹参之"益气活血"为君，以云茯苓、炒白术、化橘红之"逐饮燥湿"为臣，以川桂枝、炒枣仁、车前仁之"通阳利水"为佐，以强筋续络补中之川续断、干鹿筋、炙甘草为使，四个药组涵盖阴阳、气血、经络，融益气活血、逐饮燥湿、通阳利水、强筋续络四条治则于一方，以求实现补偏救弊而中和，故见效甚著矣。

二、中医药防治慢性病的优势——简验便廉

1. 简约

中医强调"个性化的辨证论治"，致使防治慢性病的方案相对简约。中医的辨证论治强调个体的针对性，讲究"因人因时因地制宜"，是"量身定制"，而不是拘泥于格式化的"程序"和"套餐"。所以，中医防治慢性病的方案相对简约。

【验案举隅】

易某，女，15岁。2010年7月16日就诊。

脉弦涩，舌绛，苔微黄。

经南京某三甲医院确诊为抑郁症患者。两年来以西药镇静及多种疗法治之均无改善，反复发作。证见嬉笑无常，时有幻听，自语不休，需其母护理。询其因受刺激而郁闷，渐次月经量少、色黑，且多次停经。此乃痰热互结，上蒙清窍之证。法当化瘀、清热、解郁、通窍，以自拟"解郁开窍汤"治之：

生晒参10g	生北芪10g	紫丹参10g
益母草12g	法半夏7g	广陈皮7g
川郁金12g	炙远志10g	石菖蒲10g
云茯神15g	炒枣仁15g	生甘草5g

北京同仁堂安宫牛黄丸1丸。

7剂，每日1剂，水煎，分2次服，每次兑服北京同仁堂安宫牛黄丸半丸。加减服48剂，幻听消失，嬉笑自语减少，生活基本自理。

按：抑郁症是一种常见的心理障碍，以显著而持久的情绪低落、兴趣减退为主要特征，有相应的心理和行为改变，严重影响身心健康，属中医郁证、脏躁、百合病等范畴。本案由七情所伤导致肝气郁结，心神失养，气血失调。肝主疏泄，心主神明，其治当在调肝之时，兼顾心神调摄。气郁必致血瘀，则心神失养；气郁与痰热互结，则可上蒙清窍。故本方首用参、芪、丹参益气活血以"顺气"；次用益母草祛瘀调经，川郁金清心除烦，炙远志、石菖蒲宁心开窍，云茯神定悸安神，炒枣仁养心除烦；再用少量安宫牛黄丸助其清热豁痰开窍之功。先"顺气"，然后"开提"，而郁、火、痰、瘀则统筹治之。"量身定制"，简约施治，见效甚速。

2. 效验

中医注重"调治求衡的防治原则"，致使防治慢性病的方药毒副作用小而疗效确切。中医防治慢性病讲究扶正祛邪，调治求衡，绝对不是"暴力治疗"，所以，一般都能做到毒副作用小而疗效确切。

【验案举隅】

李某，男，64岁。2009年12月18日初诊。

脉弦小，舌红，苔白。

症见形销骨立,咳嗽咯痰,胸闷气短、微喘、不能平卧。经北京某三甲医院诊断为"肺癌伴大量胸腔积液"。此乃气阴两亏、痰热互结、水饮内停之证。治当益气养阴、清热解毒、化痰利水。拟方:

生晒参15g	生北芪12g	紫丹参10g
天葵子10g	蛇舌草15g	半枝莲15g
瓜蒌皮10g	桑白皮10g	薏苡仁20g
化橘红6g	制鳖甲15g	山慈菇6g
金银花12g	麦门冬12g	生甘草5g
佩兰叶6g	炙紫菀7g	炙冬花7g

7剂,水煎内服,每日1剂。

二诊(2009年12月25日):脉弦小,舌红,苔白。服前方后已能平卧,但仍微咳、胸闷。原方加减:

生晒参15g	生北芪12g	紫丹参10g
天葵子10g	蛇舌草15g	瓜蒌皮10g
桑白皮10g	炙百部7g	薏苡仁20g
化橘红7g	山慈菇6g	金银花15g
苦桔梗6g	木蝴蝶6g	制鳖甲15g
生甘草5g		

7剂,水煎内服,每日1剂。

三诊(2010年7月9日):脉弦稍细,舌红,苔薄白。患者自感服上方效果明显,遂自行守方服药至今,经当地医院复查:肿块明显缩小,胸腔积液减少。询其诸证明显改善,仅偶有咳喘。故仍以原方加减治之:

生晒参12g	生北芪12g	紫丹参10g
全瓜蒌15g	生薏米30g	芡实仁30g
蛇舌草15g	葶苈子10g	半枝莲15g
猫爪草15g	天葵子10g	山慈菇10g
制鳖甲15g	五味子3g	珍珠母15g
化橘红6g	炙紫菀10g	炙冬花10g
车前子10g	阿胶珠10g	生甘草5g

28剂,水煎内服,每日1剂。

追访:守方60剂后,经当地医院再次复查,未见胸腔积液,自感诸证悉平。

按：肺癌或称支气管肺癌，为最常见之恶性肿瘤。肺癌胸腔积液为肺癌晚期之常见并发症，严重影响患者生活质量与生存期。故肺癌胸腔积液之治疗乃肿瘤综合治疗的重要一环。西医治疗恶性胸腔积液方法甚多，但化疗毒副作用较大，手术治疗等方法又为晚期病人难以耐受，遂此病求治于中医者日益增多。

本案检查结论为"肺癌伴大量胸腔积液"，而证属气阴两亏、痰热互结、水饮内停，故治以益气养阴、清热解毒、化痰利水。肺癌之辨识，应辨病与辨证相结合，引现代科技成果为我所用，则更易"知犯何逆"，从而增进中医辨证之准确度。肺癌之治，则应分期：①肺癌初期，因癌细胞尚未转移，故少见严重气短等症状，多属于肺气不宣；②肺癌术后，有胸腔积液，多属痰热内阻；③有转移者多属于痰热互结，此时不可用半夏等温燥之品，否则易致咯血。本案为肺癌晚期，伴有大量右侧胸腔积液，根据其病程、症状、脉象、舌象，断为气阴两虚、痰热互结，治以益气养阴、清热化痰、利水渗湿，毒副作用小而疗效确切，故守法守方。历经近月，终使其得以绝处逢春，得以延生。

3. 便捷

中医善用"多样化的干预手段"，致使防治慢性病的措施方便快捷。中医防治慢性病的方法多，有方药的内服、外用（敷贴、冲洗、栓塞）、针灸、推拿、按摩、导引等。中医防治慢性病的方药剂型多，有膏、丹、丸、散、酒、锭、汤等。可以根据病情需要、药物资源、患者喜好、经济条件、地方及民族风俗等因素来选择。而其中最重要的原则是"从顺其宜"。

【验案举隅】

杨某，女，37岁。2009年2月17日就诊。

脉虚细且滑，舌绛，苔少。

习惯性流产并先兆流产者。前已孕三流三，现妊娠已2月，消瘦、倦怠、少食，且阴道时有淋漓之血。询其月经原本屡屡提前，色黑，有块。此乃气血两虚兼见血热之证，法当益气补血，凉血安胎，援"泰山磐石饮"之意治之：

西洋参15g	生北芪20g	紫丹参3g
当归身12g	大熟地20g	川续断15g
正川芎3g	炒白芍15g	于潜术15g
西砂仁2g	淡黄芩5g	鸡内金6g
谷、麦芽各15g	炙甘草5g	

糯米,引

7剂,每日1剂,水煎,分2次服。

另备"助产三仙饮":龙眼肉15g,大红枣15g,鸡蛋1枚,在预产期前一周,置入瓷碗中,不加水,以宣纸覆盖7层,以牙签刺孔多个,每天早晨放饭上蒸。临产,将上物放锅内,加水,煮沸,加红砂糖适量,服蛋及汤。

上方共服14剂,漏止神清,眠食两安;妊娠足月,临产服用"助产三仙饮"1剂,顺产一子,母子平安。

按: 习惯性流产,是当代女性常见病症,病情有轻重,有远近,病因多样。《景岳全书·妇人规》称:"由禀赋者,多以虚弱;由人事者,多以损伤。……若其年力已衰,产育已多,欲其再振且固,自所难能。凡见此者,但得保其母气,则为善矣。"足见此病治疗之难度。泰山磐石散(人参、炙黄芪、当归、川续断、条芩、熟地、川芎、酒炒白芍、白术、炙草、砂仁、糯米、泉水,煎服)是治疗滑胎之有效古方,用治屡屡堕胎者。本案君以西洋参、生北芪、当归身、大熟地气补血总其纲;臣以淡黄芩、杭白芍、川续断养阴凉血止漏急治其标;佐以于潜术、鸡内金、谷麦芽、西砂仁以健脾养肝缓治其本;以少量紫丹参、正川芎理气活血而防瘀阻;使以炙甘草、糯米养胃和中,再以方便快捷之经验方"助产三仙饮"临产用之,实为安胎保产求全之治也。

4. 价廉

中医崇尚"天然化的用药取向",致使防治慢性病的方案价格相对低廉。中医防治慢性病的方案分为药物疗法和非药物疗法两大类,而且崇尚天然化的用药取向,除了濒危稀缺药品外,一般药材、药品的价格都相对低廉,便于人民大众实用。

【验案举隅】

欧某,男,41岁。2011年7月9日初诊。

糖尿病、高血压病患者。孙老赴会途中，司机张某代诉：其友欧某为出租车司机，三年前由北京某医院确诊为糖尿病、高血压病，一直用西药，病情时好时坏，现在已经不能出车，家境困难，托其代求一个不花钱或少花钱的方子。当即令其短信查询医院检验结果：血压156/100mmHg，空腹血糖10.2mmol/L，餐后血糖13.5mmol/L。遂处以简易方"降糖茶"，随即令张师傅以短信发出：

生山楂7粒，干荷叶7g，玉米须7g（一次量）。泡水，1日2杯，代茶饮。7天后，张师傅喜告，曰："没花一分钱，现在这人又有精神了，血压降到140/80mmHg，空腹血糖降到7.5mmol/L，餐后血糖降到9.2mmol/L"。遂坚持每日服用"降糖茶"，至今3年，血压、血糖监测结果均在正常值范围。

按： 中医防治慢性病，只要坚持以中医理论指导临床，其法易明、其方易组、其药易取，因人因时因地制宜，药取天然即可成方。山楂健脾开胃、消食化滞、活血化痰，荷叶清香升散，利水散瘀，玉米须平肝利胆，平淡无奇之三药共奏健脾胃、消积滞、化痰瘀、养肝胆之功，故虽非专门降压而压自降，虽非专门降糖而糖自降矣。

由于中医药在防治慢性病方面具有"审辨燮和"的特点、"简验便廉"的优势，让我们共同努力，彰显此特点，发挥此优势，造福于天下苍生！

第四节　知机、识证、防邪——
对H7N9禽流感的认识

人感染H7N9禽流感是由H7N9亚型禽流感病毒引起的急性呼吸道传染病。人感染H7N9禽流感病例起病急，一般表现为流感样症状，如发热，咳嗽，少痰，可伴有头痛、肌肉酸痛和全身不适。重症患者病情发展迅速，表现为重症肺炎，体温大多持续在39℃以上，出现呼吸困难，可伴有咯血痰；可快速进展出现急性呼吸窘迫综合征等，病死率十分高。2013年春季，我国上海、江苏、浙江等地散发H7N9禽流感，并向全国多地蔓延。2013年4月12日，孙老及其学术传承工作室成员来到房山区周口店镇举办讲座、义诊。孙老结合H7N9禽流感发生发展的形势，分别从发病机理、临床表现、预防策略三个方面详细讲述了H7N9禽流感的发病规律和防范方法。

一、识病之机

本次H7N9禽流感发于仲春,初起以发热、咳嗽为主症。孙老认为,此当属于中医学之"春温"范畴。温病由来久矣,早在《内经》便有"冬伤于寒,春必病温。"(《素问·生气通天论》),"尺肤热甚,脉盛躁者,病温也。"(《灵枢·论疾诊尺》),"有病温者,汗出辄复热而脉躁疾,不为汗衰,狂言,不能食,病名阴阳交。"(《素问·评热病论》)等相关论述,然《内经》多以"病温"为名,实则同今之"温病",殆至《难经·五十八难》载言"伤寒有五,有中风,有伤寒,有湿温,有热病,有温病",明确提出了"温病"的概念。近至明末清初,温病学说有了飞跃发展,温病名家纷呈,温病学已经成为中医学中一门较为成熟的学科。温病与伤寒曾一度混淆不清,古者执伤寒之法治温病之疾,多不愈。在历代众多惨痛教训中,二者已经分辨明晰,正如《伤寒论》第六条言及"发热而渴,不恶寒者,为温病"。温病按其病变性质可分温热温病,湿热温病;按其发病类型可分新感温病、伏气温病;按其发病季节可分春温、夏温、秋温、冬温。孙老认为,此次H7N9禽流感,当属于温热温病、伏气温病、春温。

究其病因,孙老言及无非内外两端。外因为温邪,即指具有温热性质的一类病邪,包括以六淫命名的风热病邪、湿热病邪、燥热病邪等和传统称为"伏寒化温"的温热病邪,以及疫病病邪、温毒病邪等。此邪可先伏于里,正如《内经》言"冬伤于寒,春必温病"(《素问·阴阳应象大论》),此是发病的必要条件。此次H7N9禽流感发于仲春,当为伏邪所致,正所谓"凡病伤寒而成温者,先夏至日者为病温"(《素问·热论》)。内因则为正气虚弱,精气不足。诚如《素问·金匮真言论》所言:"夫精者,身之本也,故藏于精者,春不病温",此即"正气存内,邪不可干"。后世医家亦有相关论述,"瘟疫乃天地之邪气,若人身正气内固,则邪不可干,自不相染"(《景岳全书·杂证谟》),"本气充满,邪不易入,本气适逢亏欠,呼吸之间,外邪因而乘之"(《瘟疫论》)。如若藏精不足,则发为温病,正如后世医家所言"冬不藏精,春必温病"。此深合《内经》中"邪之所凑,其气必虚"之大旨。内因是发病的内在基础,亦正因为此特点,本次发病大多集中在老人、儿童以及体弱人群。

发病病位主要在肺,肺为娇脏,为华盖,乃呼吸要道,温邪侵袭人体,肺则首当其冲。正如叶天士所言"肺位最高,邪必先伤。"又言"温邪上受,首先犯肺"(《三时伏气外感篇》)。故在临床多表现为发热、咳嗽、咯血等肺系病症。据温病学派的认识,此病容易"逆传心包",临证应该引起高度重视,及早预防,既病防变。温病辨证论治,多采用卫气营血辨证以及三焦辨证。孙老认为本病辨证纲领应为"卫气营血",治疗应该抓住"气、血、热、毒"四个字。

二、辨证之要

温病具有起病急、热势甚、传变快、易于化燥伤津的特点。此次H7N9禽流感患者从临床表现来看具备此类特点,起病快、进展快、病势危,3天内便可引起死亡,故当识好此病,辨好此证,做到早诊断,早治疗。

孙老认为H7N9禽流感的病证可以分为三个阶段,每个阶段有三大主证。

第一阶段(初期):主要病机为温邪上受,首先犯肺。患者会出现发热、咳嗽、肌肉肢体疼痛三大主证。其中,发热多为干热,不伴有寒战;咳嗽多为干咳,多为少痰;疼痛多表现为全身性、多关节性疼痛。"风为阳邪,其性开泄",风热之邪容易侵袭肺位,临床多见发热、微恶风寒、少汗、咳嗽,舌边尖红,脉浮数等肺卫证候表现,属于邪犯卫分、气分。

第二阶段(中期):主要病机为毒热入营,壅肺伤津。患者会出现高热、咳嗽、烦躁的三大主证。其中,高热可达40℃以上,仍不恶寒,甚至可出现四肢冰凉;咳嗽多为无痰,舌燥乏津,甚则如砂纸;烦躁是邪传心包,影响心神,此为重证。风温之邪,主为风性,兼有热性,均为阳邪,最容易伤及人体津液,其中又以肺胃津液最明显。若伤肺阴,则会出现鼻咽干燥;若伤胃阴,则舌燥便秘。此期已传至营分。

第三阶段(晚期):主要病机为毒邪伤血、内闭外脱。患者会出现高热、咳嗽咯血、神昏谵语三大主证。其中,高热将持续,不恶寒,四肢发凉,甚则汗出淋漓;咳嗽将并发气喘、胸闷,甚为咯血;神志将由烦躁不安转入神昏谵语甚至昏迷,此为危证。"风者善行数变",病邪传变迅速,不几日则逆传心包,转为危候,此属邪至血分。

此为辨证之要,临证之时当抓住主证。

三、防病为先

疫戾之邪,重在防范。H7N9禽流感当属于危重传染病,从传染病防控角度而言,重在预防。孙老提出了清源(清除传染源)、辟秽(阻断传播途径)、强身(保护易感人群)三大预防原则及具体措施。清源,即应该肃清传染源,对有明确或高度疑似的致病禽类应该采取无害化扑杀。辟秽,即远离疫毒邪气,在此期间应该不进食可能带病菌的禽类,避免出入疫区。强身,即应该提升自身正气,增强免疫能力,可以采用运动养生、药物养生、艾灸按摩、佩戴香囊等诸多方法。

孙老结合自己临证经验,以及2003年负责在某单位组织抗击非典的成功经验,提出了防治H7N9禽流感的"九味益气清瘟汤":

西党参10g　　生黄芪15g　　紫丹参10g

板蓝根15g　　蒲公英12g　　金银花12g

冬桑叶10g　　麦门冬10g　　生甘草3g

全方具有益气活血(第一三联药组)、清热解毒(第二三联药组)、润肺生津(第三三联药组)之功效,具有预防H7N9禽流感等春温之作用,每日1剂,连服7日。同时,孙老指出,面对此疫,"勿恐勿懈",此病可控、可防,同时强调"适度养生"。

第五节　论治湿热咳嗽的临证经验

湿热咳嗽,在古代中医文献中虽有论述,如《湿热病篇》云:"湿热证,咳嗽昼夜不安,甚至喘不得眠",但论述较少。这或许既往"(湿温)上焦最少,病势不甚显张"(《温病条辨》)有关。但目前在临床上湿热咳嗽却是时常遇到,已陆续有临床报道,而目前中医专著和教科书对湿热咳嗽所述甚略。为此,在孙老指导下,将湿热咳嗽及孙老治疗湿热咳嗽的经验论述如下。

湿热咳嗽,即由湿热之邪犯肺致使肺失宣降而发生咳嗽之证候。

一、病因病机

外感湿热之邪,是湿热咳嗽的外因。湿热病邪四季均可发病,而以夏秋为多,其"从表伤者,十之一二,由口鼻而入者,十之八九"(《湿热病篇》）。因夏秋季节,气候溽暑,天气热气下迫,地之湿气上腾,湿热交蒸,人居其间则易于感受湿热邪气而为病。湿热邪气自口鼻或皮毛侵犯于肺,引起肺失宣降,而发为咳嗽。就地域而言,南方气候常湿热交蒸,故发病更多。早在金元时期,朱丹溪就认为东南地土卑湿,气候温热,"六气之中,湿热为患,十之八九"。但近年来北方出现湿热所致咳嗽者也逐渐增多。也有冒雨涉水,久卧湿地,致湿邪侵犯,郁久化热或与内蕴之热相合而发病者。

当今随着生活水平的提高和生活习惯的改变,许多人体育活动减少,紧张焦虑过度,或嗜食肥甘厚味、辛辣酒酪等助湿增热之品太过,熏蒸脾胃,造成脾失健运,内湿蕴于中焦,日久形成湿热,使得人体对湿热之邪极具易感性,或感受湿邪后易转为湿热。此外,现在许多人滥用滋补,平素恣服滋腻温补之品;或有咳嗽初起,失治误治,不当补而误补,日久造成脾运不健,湿热内生。这种"湿热型"体质导致人们一感外邪则易入里,随湿化热。这正如《外感温热篇》所说:"酒客里湿素盛,外邪入里,里湿为合。在阳旺之躯,胃湿恒多,在阴盛之体,脾湿亦不少。"也如《湿热病篇》所说:"太阴内伤,湿饮停聚,客邪再至,内外相引,故病湿热。"湿热上蒸于肺,肺气宣降失司,则引起咳嗽。

总之,湿热咳嗽的发生与外感湿热和脾胃失之健运密切相关,前者是外因,后者是内因。内外合邪,脾胃湿热上犯于肺或肺脏本身病变而致停湿蕴热,则导致肺气宣降失常,而发生咳嗽。其病位在肺与脾胃,病性为实,或实中夹虚。

二、临床表现

湿热咳嗽临床多见:咳声重浊,或干咳无痰,或痰黏或黄或白,难以咳出,头重头沉,胸闷不适或身重困倦,纳呆,或身热不扬,或低热,汗出热不退;或咽喉不利,或口黏,渴不欲饮;或口淡不渴;或大便黏滞不爽,尿黄或有异味。舌红苔白而黏腻或黄而黏腻,脉滑,或濡。

其临床表现错综复杂,甚至有自相矛盾之处,所以四诊一定要全面详细,综合考虑,方不致误诊。临床还应把握湿与热的孰轻孰重。与其他湿热证相同,舌质红是判断疾病性质属于热证的重要指征,苔腻是判断存在湿邪的重要根据,苔的厚薄程度是判断湿邪轻重的依据。

三、治疗原则

湿热咳嗽以祛湿清热、疏利肺气为治疗原则。

（1）祛湿与清热需兼顾，不得偏废，但以祛湿为首务，只有"湿去"才能"热孤"。祛湿需根据患者症状灵活掌握"宣上""畅中""渗下"的方法。

（2）咳嗽之病位终不离肺，故需疏利肺脏气机，使之宣降有常。肺气宣降有常，一是"气化则湿化"，利于祛湿；二是对咳嗽也起到直接治疗作用。

（3）治疗应注意湿热之间的轻重，湿重于热者治疗以利湿为主，热重于湿者治疗当以清热为主，湿热并重者则祛湿清热并重。如果日久导致或阳虚，或津伤者，还应当酌情加佐入温阳、生津之品。

本证治疗禁辛温发汗、苦寒峻下、甘寒滋补，正如《温病条辨》所说："汗之则神昏耳聋，甚则目瞑不欲言，下之则洞泄，润之则病深不解"。

因湿热相合，难以速去，故临床咳止之后，多需健脾化湿以调理善后，否则湿热不能驱尽则易导致症状复发。

四、治疗方药

用药宜轻清灵动，药量不宜大。慎用温燥化湿、苦寒清热、峻猛泻肺之品。基本方选用"孙氏清热祛湿三叶汤"加减。"孙氏清热祛湿三叶汤"，为孙老自拟方，由冬桑叶、藿香叶、佩兰叶、西党参、生黄芪、紫丹参、生薏米、云茯苓、连翘壳为主组成。孙老组方多以"三联药组"按君臣佐使组方，重视气血并治。此方中，"三联药组"君以"冬桑叶、藿香叶、佩兰叶"和胃化湿、开胃散热、清肺利气；臣以"西党参、生黄芪、紫丹参"健脾益气活络；佐以"生薏米、云茯苓、连翘壳"健脾、利水、渗湿、清肺热。全方组方严谨，用药平淡轻灵，以宣上为主，兼顾畅中、渗下，共奏祛湿清热、宣肺止咳之功。

五、验案举隅

刘某，男，8岁。2011年12月10日初诊。

脉濡细，舌红，苔黄腻。

患者一年多来，咳嗽，咯痰。痰黏稠，厌食，神疲力乏。中西医多次以支气管炎治之罔效。此乃脾胃湿热所致之咳者，法当以清热祛湿为先，以自拟"清热祛湿三叶汤"治之：

太子参6g　　生北芪5g　　紫丹参3g

藿香叶10g　　佩兰叶10g　　冬桑叶10g

法半夏6g　　广陈皮6g　　连翘壳6g

鸡内金6g　　生薏米10g　　云茯苓10g

嘱自制竹沥为引。

7剂，每日一剂，水煎分2次服。

上方服1剂，即诸症缓解；继服6剂，咳止胃开，生活学习均恢复正常。

第六节　论治胃病的临证经验

随着人们生活水平的不断提高，脾胃疾病的发病有增加的趋势。由于其严重影响人们的生命活动质量和健康水平，故对脾胃病的研究与防治越来越引起专家学者的关注。

一、治疗胃病的理论基础

胃腑主受纳、腐熟水谷，胃主受纳功能是胃主腐熟功能的基础，也是整个消化功能的基础。

胃贵乎通降，这是其生理特性之一。脾宜升则健，胃宜降则和。胃气以降为顺，以通为用。胃之通降是受纳的前提条件。所以，胃失通降，可以出现纳呆脘闷、胃脘胀满或疼痛、大便秘结等胃失和降之证，或恶心、呕吐、呃逆、嗳气等胃气上逆之候。脾胃居中，为人体气机升降的枢纽。所以，胃气不降，不仅直接导致中焦不和，影响六腑的通降，甚至影响全身的气机升降，从而出现各种病理变化。

胃腑的另一生理特性是喜润恶燥。所谓"恶燥"，恶其太过之谓。"喜润"，意为喜水之润。故《临证指南医案》曾说"胃喜柔润"，"阳明燥土，得阴自安"。胃中津液充足，方能消化水谷，维持其通降下行之性。因为胃为阳土，喜润而恶燥，故其病易成燥热之害，胃阴每多受伤。所以，在治疗胃病时，要注意保护胃阴，即使必用苦寒泻下之剂，也应中病即止，以祛除实热燥结为度，不可妄施苦寒以免化燥伤阴。

所以，孙老认为，对于胃病的治疗，如胃痛、恶心、呕吐、纳差、胀满、便秘等,除了解外感内伤、虚实寒热、在气在血、是否兼及其他脏腑之外,更重要的是要抓住胃的生理特性来治疗,这样就会取得事半功倍的效果。胃病的症状,需要排除是否是因其他系统疾病而引起,这涉及治疗重点的问题。

二、治疗胃病的方药运用

临床上,对于胃病的治疗,孙老常用自拟方——孙氏健脾和胃方加减治疗。孙氏健脾和胃方以生晒参10g,生北芪10g,紫丹参10g,乌贼骨12g,西砂仁4g为基础用药。

方中"乌贼骨、西砂仁"为孙老治疗胃病的基本药对,可谓是专病专药。在辨证的基础上,往往以此药对加入某味药而成一"三联药组"。如恶寒凉饮食者,加入荜澄茄,成"乌贼骨、西砂仁、荜澄茄"药组;如喜寒凉饮食者,加入瓦楞子,成"乌贼骨、西砂仁、瓦楞子"药组。临证之中,孙老依据此方,灵活辨证加减而组方。如:

胃寒者,加高良姜,稍重者加荜澄茄,再甚者加干姜;

气滞疼痛者,加广橘络、延胡索、炒枳壳,夹血瘀者加田三七;

呃逆嗳气者,加真降香、大腹皮、制川朴;

胃热者,加瓦楞子、蒲公英、金银花;

胃阴不足者,加金石斛、麦门冬、肥玉竹;

食滞者,加焦山楂、焦麦芽、鸡内金等;

不思饮食加谷麦芽、炒白术、大红枣;

便秘者,加火麻仁、郁李仁、润元参,甚者加大黄;

痞格闷胀者,加隔山消、制川朴、大腹皮;

噎膈难受者,加鹅管石、刀豆壳、降真香;

伴有肝气郁结者,加北柴胡、川郁金、制香附;

伴痰浊者,加广陈皮、法半夏;化热者,加淡竹茹;

确诊为胃癌者,则加清热解毒软坚散结之品,如蛇舌草、半枝莲、猫爪草、菝葜根、路路通、天葵子等。

三、验案举隅

尤某,女,43岁。2013年5月17日首诊。

胃脘不适5个月。脉细舌淡苔白腻,胃脘不适,不痛,喜热饮,寐差,噩梦纷纭。既往高脂血症病史。

　　西医诊断: 慢性胃炎。

　　中医诊断: 脾胃虚寒、心神失养证。

　　治法: 温补脾胃,养心安神。

　　处方:

太子参15g　生北芪10g　紫丹参10g

乌贼骨10g　西砂仁4g　高良姜10g

云茯神12g　炒枣仁12g　生龙齿15g

制首乌12g　生甘草5g　龙眼肉10g

14剂,水煎服,每日一剂。

　　二诊(2013年5月31日):脉细稍数,舌淡红苔略黄。服药后,胃脘不适症状消失。寐差。近日感冒,咽痛。

　　处方:

西洋参10g　生北芪7g　紫丹参10g

佩兰叶10g　金银花10g　木蝴蝶10g

云茯神12g　炒枣仁12g　延胡索10g

蒲公英12g　生甘草5g　大生地10g

14剂,水煎服,每日一剂。

第七节　论治中风的临证经验

　　中风病是由于气血逆乱,产生风、火、痰、瘀,导致脑脉痹阻或血溢脑脉之外为基本病机,以突然昏仆、半身不遂、口舌㖞斜、言语謇涩或不语、偏身麻木为主要临床表现的疾病。本病严重危害着人类健康,发病率高、致残率高、复发率高、死亡率高、治愈率低,不仅给患者带来巨大痛苦,给家庭、社会也带来严重的经济负担。本病多见于中老年人,四季皆可发病,但以冬春两季最为多见。

一、中风病的源流

　　《内经》虽没有明确提出中风病名,但所记述的"大厥""薄厥""仆击""偏枯""风痱"等病证,与中风病在卒中昏迷期和后遗症期的一些临床表现相似。对本病的病因病机也有一定认识,如《灵枢·刺节真邪》:"虚邪偏客于身半,其入深,内居营卫,营卫稍衰,则真气去,邪气独留,发为偏枯。"此外,还认识到本病的发生与个人的体质、饮食、精神刺激等有关,如《素问·通评虚实论》明确指出:"仆击、偏枯……肥贵人则膏粱之疾也。"还明确指出中风的病变部位在头部,是由气血逆而不降所致。如《素问·调经论》说:"血之与气,并走于上,则为大厥,厥则暴死。"

对中风病的病因病机及其治法,历代医家论述颇多,从病因学的发展来看,大体分为两个阶段。唐宋以前多以"内虚邪中"立论,治疗上一般多采用疏风祛邪、补益正气的方药。如《金匮要略》正式把本病命名为中风。《金匮要略·中风历节病脉证并治》说:"邪在于络,肌肤不仁;邪在于经,即重不胜;邪入于腑,即不识人;邪入于脏,舌即难言,口吐涎。"认为中风病之病因为络脉空虚,风邪入中,其创立的分证方法对中风病的诊断、治疗、判断病情轻重和估计预后很有帮助。唐宋以后,特别是金元时代,许多医家以"内风"立论,可谓中风病因学说上的一大转折。其中刘河间力主"肾水不足,心火暴甚";李东垣认为"形盛气衰,本气自病";朱丹溪主张"湿痰化热生风";元代王履从病因学角度将中风病分为"真中""类中",他在《医经溯洄集·中风辨》中指出:"因于风者,真中风也!因于火、因于气、因于湿者,类中风而非中风也!"。张景岳在《景岳全书·非风》中说:"非风一证,即时人所谓中风证也。此证多见卒倒,卒倒多由昏愦,本皆内伤积损颓败而然,原非外感风寒所致",提出"内伤积损"是导致本病的根本原因;明代李中梓又将中风病明确分为闭、脱二证。清代医家叶天士、沈金鳌、尤在泾、王清任等丰富了中风病的治法和方药,形成了比较完整的中风病治疗法则。晚清及近代医家张伯龙、张山雷、张锡纯进一步认识到本病的发生主要是阴阳失调,气血逆乱,直冲犯脑。如《医学衷中参西录·治内外中风方》中说:"内中风之证,曾见于《内经》。而《内经》初不名为内中风,亦不名为脑充血,而实名之为煎厥、大厥、薄厥。……盖肝为将军之官,不治则易怒,因怒生热,煎耗肝血,遂致肝中所寄之相火,掀然暴发,挟气血而上冲脑部,以致昏厥。"至此对中风病因病机的认识及其治疗日臻完善。近年来对中风病的预防、诊断、治疗、康复、护理等方面逐步形成了较为统一的标准和规范,治疗方法多样化,疗效也有了较大提高。

二、对中风病病因病机的认识

在梳理历代文献并结合临床实践的基础上,孙老认为,综观本病,由于患者脏腑功能失调,气血素虚或痰浊、瘀血内生,加之劳倦内伤、忧思恼怒、饮酒饱食、用力过度、气候骤变等诱因,而致瘀血阻滞、痰热内蕴,或阳化风动、血随气逆,导致脑脉痹阻或血溢脉外,引起昏仆不遂,发为中风。其病位在脑,与心、肾、肝、脾密切相关。其病机有虚(阴虚、气虚),火(肝火、心火),风(肝风),痰(风痰、湿痰),气(气逆),血(血瘀)六端。此六端多在一定条件下相互影响,相互作用。病性多为本虚标实,上盛下虚。在本为肝肾阴虚,气血衰少,在标为风火相煽,痰湿壅盛,瘀血阻滞,气血逆乱。而其基本病机为气血逆乱,上犯于脑,神明失用。

三、对中风病恢复期和后遗症期的治疗经验

在临床实践中,孙老强调在本病的急性期尤其是表现为中脏时,需中西医结合尽早治疗、积极治疗。在其恢复期和后遗症期治疗方面,中医药具有较为显著的疗效和优势。除口服中药外,还可配合针灸推拿及功能训练,并指导病人自我锻炼,促进患肢功能的恢复。

中风病恢复期和后遗症期多以气虚血瘀为基本病机,故其治疗遵补阳还五汤之义,以益气活血为主。

【基本处方】

生晒参12g　生北芪15g　紫丹参10g

净水蛭3g　　上肉桂1g　　酥地龙5g

制首乌12g　明天麻12g　紫浮萍10g

方中以益气活血为主,以"生晒参、生北芪、紫丹参"三联药组为君,生北芪重用。以"净水蛭、上肉桂、酥地龙"三联药组剔除顽痰死血而通络,因"邪留经络,须以搜剔动药","借虫蚁搜剔以攻通邪结"。孙老应用水蛭、地龙时,必配以上肉桂,因肉桂可去除地龙的腥味。"制首乌、明天麻"填精潜阳。紫浮萍一药,孙老在治疗脑血管病时每多用之,以为使药。孙老认为浮萍能透过脑血屏障,可引药上行。

【随症加减】

肢体活动不利、拘紧麻木者,加"伸筋草、老钩藤、路路通",甚者再加净全蝎。加全蝎,一则通络,二则息风,尤其对于脉弦大者,可防止出现中风

症状,寓"治未病"之义。

上肢无力者,加嫩桑枝;

腰膝酸软、下肢无力者,加"川杜仲、川牛膝、桑寄生";

语言謇涩者,加"石菖蒲、炙远志、川郁金";

痰浊较盛者,加"广陈皮、法半夏、制胆星";

头痛者,加"正川芎、蔓荆子、西藁本";

头胀、头晕、高血压者,加"石决明、川杜仲、川牛膝";

大便干结者,加"火麻仁、郁李仁"。

中风病的预防,除及时治疗诱发病如动脉硬化、糖尿病、冠心病、高脂血症、肥胖病、颈椎病等之外,还要慎起居、调饮食、节房事、畅情志。慎起居,是生活要有规律,注意劳逸适度,重视进行适宜的体育锻炼。调饮食是指避免过食肥甘厚味、烟酒及辛辣刺激食品。节房事是指节制性生活。畅情志是指经常保持心情舒畅,稳定情绪,避免七情伤害。

四、验案举隅

赵某,女,74岁,北京人。2011年12月6日初诊。

患者诉左侧肢体活动欠利14年。患者1997年患脑梗死,经在某三甲医院住院治疗后好转,但左侧肢体活动欠利、言语謇涩。治疗后,患者未重视血压的控制。2009年脑梗死复发,又经住院治疗后好转,但仍遗留左侧肢体活动欠利、言语謇涩等症状。现脉弦细,稍数,舌淡红苔薄黄,左侧躯体活动欠利,言语謇涩,时有头晕,失眠,夜尿频,下肢浮肿。血压130/80mmHg。既往高血压病30年。

此为中风后遗症期,证属气虚血瘀。

治当以益气活血为主。处方:

西党参12g   生北芪12g   紫丹参10g

桑寄生15g   老钩藤12g   紫浮萍7g

云苓皮10g   大腹皮10g   车前仁10g

净全蝎4g   明天麻10g   制首乌12g

川杜仲12g   川牛膝12g   石决明15g

生甘草5g

7剂,水煎服,每日一剂

二诊(2012年3月27日):脉弦,舌淡苔少。上方坚持服用至今,言语謇涩改善,小腿浮肿(下肢静脉血栓)。

西党参12g　生北芪12g　紫丹参10g

桑寄生15g　老钩藤12g　紫浮萍10g

云苓皮10g　大腹皮10g　车前仁10g

净水蛭5g　　上肉桂1g　　云茯神12g

炒枣仁10g　川牛膝12g　生甘草5g

7剂,水煎服,每日一剂

三诊(2012年6月19日):脉弦,舌淡苔少。上方坚持服用,言语謇涩、下肢浮肿明显改善。左侧肢体沉重,如负数十斤重物。

西党参12g　生北芪12g　紫丹参10g

桑寄生15g　老钩藤12g　紫浮萍10g

制首乌12g　净全蝎4g　　石决明15g

净水蛭5g　　上肉桂1g　　络石藤10g

伸筋草10g　云茯神12g　炒枣仁10g

冬瓜皮10g　车前仁10g　生甘草5g

7剂,水煎服,每日一剂

四诊(2012年8月8日):脉弱稍缓,舌绛苔微黄。上方坚持服用,现言语流利、下肢浮肿消失,左侧肢体基本活动自如,无负重感,微有头痛。

西党参12g　生北芪12g　紫丹参10g

桑寄生15g　老钩藤15g　紫浮萍10g

制首乌12g　明天麻10g　蔓荆子10g

净全蝎4g　　石决明20g　净水蛭5g

上肉桂1g　　络石藤10g　伸筋草10g

云茯神12g　炒枣仁10g　生甘草5g

7剂,水煎服,每日一剂。

第八节　论治眩晕(高血压病)的临证经验

中医古代文献无"高血压病"之病名。从原发性高血压病的临床表现来看,可参考中医学"眩晕""头痛"等病证的相关论述来诊治,其中尤以"眩晕"为多见。

一、对眩晕病因病机的认识

孙老认为,就原发性高血压病(眩晕)而言,其病位在肝,《素问·至真要大论》认为"诸风掉眩,皆属于肝",指出眩晕与肝关系密切。病机以本虚标实为主,本虚以肝肾阴虚为多见,标实以肝阳上亢、肝风内动为多见。如《灵枢·卫气》认为"上虚则眩",《灵枢·口问》"上气不足,脑为之不满,耳为之苦鸣,头为之苦倾,目为之眩",《灵枢·海论》认为"髓海不足,则脑转耳鸣"。张景岳《景岳全书·眩晕》中指出眩晕"虚者居其八九,而兼火兼痰者,不过十中一二耳",在《内经》"上虚则眩"的理论基础上,对下虚致眩作了详尽论述。肝为风木之脏,体阴而用阳,为将军之官,主动主升。若忧思恼怒,肝失调达,肝气郁结化火伤阴,肝阴虚耗,肝阳失潜,上扰头目,致头痛、眩晕,此为肝脏自身的阴阳失调所致;肝属木,肾属水,五行中肾肝为母子之脏,乙癸同源。若肾阴亏虚不能养肝,水不涵木,木失滋荣,亦致肝阳上亢,此为肾病及肝。对此,《类证治裁·眩晕》总结为:"良由肝胆乃风木之脏,相火内寄,其性主动主升,或由身心过动,或由情志郁勃,或由地气上腾,或由冬藏不密,或由高年肾液已衰,水不涵木,或由病后精神未复,阴不吸阳,以至目昏耳鸣,震眩不宁。"

二、对高血压病(眩晕)的治疗经验

孙老治疗高血压眩晕以滋补肝肾,平肝潜阳为主,其所用基本方以孙氏加减天麻钩藤饮为主化裁。

【基本处方】

石决明15g　川杜仲12g　川牛膝12g

制首乌12g　明天麻15g　甘白菊12g

老钩藤10g　珍珠母15g　桑寄生12g

方中以三联药组"石决明、川杜仲、川牛膝"为君,石决明平肝潜阳,川杜仲补肝肾,川牛膝助杜仲滋补肝肾,又引血下行,助石决明平肝潜阳。"制首乌、明天麻、甘白菊",补肝肾、潜肝阳、息肝风。"老钩藤、珍珠母、桑寄生"

补肾平肝。三组药相合,共奏滋补肝肾、息风潜阳之功,深合孙老对高血压病眩晕的病机认识。

此方及方药中的三联药组虽为治高血压病(眩晕)而设,但临床上但凡有阴虚阳亢之象者,皆可应用此方或方中的某一组或几组"三联药组",并不只局限于高血压病(眩晕)。

【随症加减】

若患有颈椎病,或脑供血不足之征,"制首乌、明天麻、甘白菊"药组中,以粉葛根易明天麻;眩晕较重者,直接加粉葛根。

若有痰湿者,加广陈皮、法半夏,甚者加白僵蚕。痰湿化热者,再加淡竹茹。

若兼有气血不足者,加生晒参、生北芪、紫丹参。

若兼有头晕较重、肢体麻木、脉弦大等症者,加净全蝎、酥地龙以通络息风,预防脑中风发生;

若兼有头沉、头蒙、头痛等症者,加正川芎、蔓荆子、西藁本,以清利头目。

三、验案举隅

邸某,女,68岁。

首诊(2011年9月29日):头晕3周。脉数,舌红苔微黄。头晕,乏力,口苦口渴,五心烦热。右手指麻木。青霉素过敏。既往高血压病、高脂血症、糖尿病5年,神经根型颈椎病数10年。血压150/90mmHg。

石决明20g	川杜仲12g	川牛膝12g
银柴胡12g	地骨皮12g	制鳖甲15g
桑寄生15g	嫩桑枝12g	老钩藤12g
白扁豆12g	金石斛10g	麦门冬10g
大腹皮10g	云苓皮10g	车前仁10g

7剂,水煎服,每日一剂

二诊(2011年10月14日):脉弦,舌红苔微黄,头晕消失,稍乏力,口苦口渴、五心烦热均减轻。右手指麻木。血压140/90mmHg。

石决明20g	川杜仲12g	川牛膝15g
银柴胡12g	地骨皮12g	制鳖甲15g

桑寄生15g　嫩桑枝12g　老钩藤12g

白扁豆12g　金石斛10g　麦门冬10g

车前仁10g　制首乌12g

7剂,水煎服,每日一剂。

第九节　论治胸痹心痛病(冠心病)的临证经验

胸痹心痛病(冠心病)是由于正气亏虚,饮食、情志、寒邪等所引起的以痰浊、瘀血、气滞、寒凝痹阻心脉,以膻中或左胸部发作性憋闷、疼痛为主要临床表现的一种病证。轻者偶发短暂轻微的胸部沉闷或隐痛,或为发作性膻中或左胸含糊不清的不适感;重者疼痛剧烈,或呈压榨样绞痛。常伴有心悸,气短,呼吸不畅,甚至喘促,惊恐不安,面色苍白,冷汗自出等。多由劳累、饱餐、寒冷及情绪激动而诱发,亦可无明显诱因或安静时发病。

"心痛"病名最早见于马王堆古汉墓出土的《五十二病方》。"胸痹"病名最早见于《内经》,《灵枢·本脏》说:"肺大则多饮,善病胸痹、喉痹、逆气"。《内经》中对本病的病因、一般症状及真心痛的表现均有散在记载,如《灵枢·厥病》:"真心痛,手足青至节,心痛甚,旦发夕死,夕发旦死。"《中藏经·论心脏虚实寒热生死逆顺脉证之法第二十四》中记载:"心病则先心痛,而咳不止,关膈不通,身重不已,三日死",且在《中藏经·疗诸病药方六十道》中有"治心痛不可忍者""取长虫兼治心痛方"的方剂。晋·葛洪《肘后备急方》认识到本病的预后为"不即治之,数日害人",此为以胸痹病名描述本病预后不良最早的文献。历代医家在临床实践中不断深化对本病的认识,丰富了本病的治法。

一、对胸痹心痛病因病机的认识

孙老认为,胸痹心痛病的病性有虚实两方面,为本虚标实,虚实夹杂。本虚者,因心之阴阳、气血虚损,特别是心气虚和心阴虚;标实者不外气滞、血瘀、痰浊、寒凝,其中又以血瘀、痰浊多见。气滞、血瘀、痰浊、寒凝,交互为患,痹阻心脉,不通则痛,而发生胸痹心痛。饮食不当恣食肥甘厚味或经常饱餐过度,日久损伤脾胃,运化失司,酿湿生痰,上犯心胸,清阳不展,气机不畅,心脉痹阻,或痰郁化火,炼液为痰,灼血为瘀,痰瘀交阻,痹阻心脉而成胸痹心痛。情志失调,肝失疏泄,气机不畅,津液不行输布,聚而为痰,血液运行不畅,则生瘀血,痰瘀交阻,痹阻心脉;或郁怒伤肝,肝郁气滞,郁久化火,灼津成痰,气滞痰浊痹阻心脉,不通则痛,而成胸痹心痛。若素体阳虚,胸阳不振,阴寒之邪乘虚而入,寒主收引,心脉拘挛,胸阳不展,血行不畅,痹阻心脉而发本病。

二、对胸痹心痛的治疗经验

孙老认为,胸痹心痛病的诊断要重视心电图的结果,主要是防止急性心梗的漏诊。胸痹心痛要区分是心脏本身的问题,还是胃脘疾病导致胸前区不适。这关系到治疗方向。

治疗本病,孙老常以自拟经验方——孙氏胸痹汤为基本方,加减化裁。

【基本处方】

生晒参10g　生北芪15g　紫丹参10g

麦门冬15g　法半夏6g　广陈皮6g

五味子3g　灵磁石10g　生甘草5g

本方化裁于古方生脉散。李东垣在《内外伤辨惑论·卷中·暑伤胃气论》中提出:"圣人立法,夏月宜补者,补天真元气,非补热火也,夏食寒者是也。故以人参之甘补气,麦门冬之苦寒泻热补水之源,五味子之酸清肃燥金,名曰生脉散。孙真人云:五月常服五味子,以补五脏之气,亦此意也。"近人广东名医区少章将本方加黄芪,组成区氏复方生脉散,用于阳气未充,阴血未长,禀赋薄弱,血气不和者。孙老在复方生脉散基础上依功能加入化痰、镇心的药物组成孙氏胸痹汤。通过化裁,将用于治疗暑热伤气的生脉散,组成治疗胸痹的妙方。方中以"生晒参、生北芪、紫丹参"益气活血为君;以"麦门冬、法半夏、广陈皮"泻热化痰为臣,以"五味子、灵磁石、生甘草"敛阴镇心、调和诸药为佐使。

此方不仅用于治疗胸痹心痛,凡心脏疾患诸如不明原因的胸闷、窦性心动过速、房颤、心脏神经官能症等均可加减使用,并有良好的临床疗效。

【随症加减】

胸闷者,加全瓜蒌、薤白头,甚者加檀香木;

血瘀明显者,加川红花、桃仁、赤芍药;

胸痛偏于气分加延胡索,偏于血分者,加生蒲黄、田三七;

有心阳不振者,加少量川桂枝,通常为3 ~ 5g;

有心气不足者,加云茯神、炒枣仁。

三、验案举隅

王某,女,65岁。

初诊(2012年3月27日):胸憋7年。患者7年前无明显诱因出现心悸、胸憋,反复发作。在多家三甲医院经心、肺等多项相关检查,均无明显异常,诊断未能明确,曾先后怀疑"冠心病""哮喘""抑郁症"等疾病,经多种药物治疗,也无明显好转。刻下见:脉沉迟,舌淡紫,苔少,自觉心悸,稍动则胸憋,自觉有股气往胸部上窜,伴有乏力、头晕、头胀、耳鸣、口干、鼻干、阵发性咳嗽,自汗,纳可眠差,大便不成形,小便清长。血压150/90mmHg。

既往高血压病3级(极高危),平素服用苯磺酸左旋氨氯地平片及血管紧张素Ⅱ受体拮抗剂、利尿剂类降压药,但控制不佳。

中医诊断: 胸痹,气阴不足证。

处方:

西党参10g	生北芪10g	紫丹参12g
麦门冬15g	五味子3g	灵磁石10g
云茯神15g	炒枣仁12g	川桂枝3g
制首乌12g	明天麻10g	浮小麦15g
款冬花10g	炙紫菀10g	生甘草5g
龙眼肉10g		

14剂,水煎服,每日一剂。

二诊(2012年4月27日):脉迟细,舌淡红苔少,服前方后,自觉心悸、胸憋好转,以前稍动则胸憋,现在爬一层楼才感觉胸憋,自汗、乏力。血压154/90mmHg。

西党参12g	生北芪12g	紫丹参12g
麦门冬15g	五味子3g	灵磁石7g
云茯神15g	炒枣仁12g	川桂枝3g

石决明15g　川杜仲12g　川牛膝12g

制首乌12g　明天麻10g　浮小麦15g

款冬花10g　炙紫菀10g　生甘草5g

14剂,水煎服,每日一剂

三诊(2012年5月16日):脉弦少力,舌红,苔花剥。胸憋明显好转,自述快走约400～500米时,才感觉胸憋。体力略差,口舌干燥。

西党参12g　生北芪12g　紫丹参12g

麦门冬15g　五味子3g　灵磁石10g

云茯神15g　炒枣仁12g　珍珠母15g

石决明15g　川杜仲12g　川牛膝12g

女贞子10g　制首乌15g　明天麻10g

龙眼肉10g　浮小麦15g　生甘草5g

14剂,水煎服,每日一剂

第十节　论治小儿咳喘的临证经验

小儿咳喘,是中医儿科的常见病、多发病,不仅病情进展迅速,而且缠绵难愈,严重者可以致死。咳嗽、喘息是呼吸系统疾病的两个主要症状。咳嗽,是咳与嗽的合称,其区别在于咳者有声,嗽者有痰,即所谓"有声无痰谓之咳,有痰无声谓之嗽";喘息,是因呼吸受阻而出声。二者可以统称为"小儿咳喘"病证。其涵盖范围甚广,包括小儿一切呼吸系统的疾病,即与"肺司肃降"相关的疾病,如现代医学所称之小儿感冒、小儿急性支气管炎、小儿支气管哮喘以及小儿呼吸道反复感染等。狭义而言之,即小儿咳嗽与哮喘二证。

孙老在温习经典与感悟前贤治验的基础上,结合其家传及其师传之心法,初步整理一套比较行之有效的治疗方案。孙老认为辨治小儿咳喘,关键有三:①洞察病因病机;②把握临证思辨要点;③熟练掌握和运用行之有效的治法和方药。

一、小儿咳喘病因病机

论病因,无非外因、内因、不内外因。外因,即外邪,风、寒、暑、湿、燥、火等太过之气,是谓六淫之邪气;内因,可以分为虚实两端,虚者多正气不足,实者多邪气充盛,为何能致病?统而言之,是因"正气存内,邪不可干""邪之所凑,其气必虚"。但是,小儿具有"脏腑娇嫩,形气未充"的生理特点,所以小儿较之成人更易感受外邪,尤其容易感受风、寒、暑、热等邪气。而且,小儿是"稚阴稚阳"之体,阴常不足、肺常不足、脾常不足、肾常不足,饮食、劳倦、惊吓等不内外因最易导致"稚阴稚阳"体感受外邪,故小儿感邪之后又易致虚证,尤其是久咳久喘迁延难愈则多转为虚证。因此,小儿咳喘病证可分内外两端,外伤咳喘多为六淫之邪侵袭所致,病程较短,进展较快。内伤咳嗽多为气血脏腑虚弱所致,病程较长,迁延难愈,进而会影响生长发育。

论病机,首先当知小儿咳喘的病位多在肺,对于久病迁延难愈的咳喘可以涉及脾、肾。肺为"娇脏",故容易受邪;肺为"华盖",故最先受邪。肺之宣发与肃降的生理特点使得气机调和。反之,肺受邪而壅塞,则气失肃降宣发之机,遂发为咳嗽,继而喘息,即此病证之机要,孙老简约谓之"邪不壅不咳,气不塞不喘"。

二、小儿咳喘临证思辨要点

但见咳嗽与喘息,且以此为主症,即可纳入小儿咳喘病证之范畴。小儿咳喘病症的临证思辨也要考虑时令、男女、长幼、干湿、劳逸、新旧、裕涩、旺晦、神形、盛衰、阴阳、表里、寒热、虚实、主从、标本、逆顺、生死18个辨证元素(即20个辨证元素中除去鳏寡、生育两个元素),但鉴于小儿为"稚阴稚阳"之体的特点,在此18个辨证元素和运用各种辨证纲领的基础上,尚需要掌握小儿咳喘病症的7个临证思辨要点。

(一)临证思辨要点

1. 以毛发辨强弱 头发与肾气和精血的盛衰关系密切,故可以辨别头发枯荣来诊察患儿的肾气强弱和精血的盛衰。正常小儿的头发色质乌黑、润泽。若患儿头发枯黄而又参差不齐者,多消化不良而体质羸弱。更有甚者,头发稀疏易落,发结如穗,枯黄无泽,则必病多体弱。小儿咳喘病证如遇头发枯黄、参差、稀落者,当知其咳喘已累及脾肾。

2. 以指纹辨顺逆 望诊小儿指纹,又称小儿食指脉络诊法,为中医儿科常见望诊法,常用于3岁以内小儿。众所周知:"浮沉分表里,红紫辨寒热,淡滞定虚实,三关测轻重。"正常指纹在食指指纹掌侧前缘,纹色浅红而润,红黄相间,络脉隐隐显露于风关之内,粗细适中。病中指纹隐隐呈微黄而又润泽者,多为向愈,是谓"顺证";指纹深陷入里,纤细色淡,现于命关,甚者透关射甲,多为病重,是谓"逆证"。小儿咳喘病证如遇指纹深陷、纤细、色淡或紫黑者,当知其咳喘已邪入心、肾。

3. 以哭声辨表里 闻诊小儿哭声,不仅可知病证之深浅,更可预测疾病之转归。小儿正常哭声响亮而长,有泪。如果哭声洪亮,多为实证;哭声轻微、沙哑、气不能续,多为里证、重证。哭声清亮和顺,为正常或病轻;哭声尖锐,或细弱无力为病重。小儿咳喘病证如遇哭声洪亮、粗重,当知其邪尚在表,其治易;如遇哭声轻微无力、沙哑难续,当知其邪已入里,其治难。

4. 以二便辨寒热 正常小儿大便一般为黄色而干湿适中,日行1~2次。如大便秽臭、尿液黄浊且短,多为热证。大便稀薄,臭气不甚,多为寒证。小儿咳喘病证如遇小便黄、浊、短,大便硬或黏稠、秽臭,可知当前之证候属热、属实;如遇小便清、长,大便稀、薄,可知当前之证候属寒、属虚。

5. 以眼神辨生死 望诊眼神,可知其病证之顺逆生死。五脏六腑之精气皆上注于目,《重订通俗伤寒论·观两目》言:"凡病至危,必察两目,视其目色,以知病之存亡也,故观目为诊治首要。"若黑睛等圆,目珠灵活,目光有神,开阖自如,是肝肾之气血充沛之象,为顺证、生证;若双目紧闭、开合无神、无惊无恐,多为逆证、死证。小儿咳喘病证如遇其目有神光,当知即使咳喘频作,亦尚未伤脏腑、真气,预后良好;如遇目无神光,甚至如死鱼之目,当知即使咳喘尚轻,亦已伤及脏腑、真气,预后不良。

6. 以汗液辨虚实 问诊汗出情状,则知病证之虚实。汗是阳气蒸化津液经玄府达于体表而成。《素问·阴阳别论》云:"阳加于阴谓之汗。"正常汗出有调和营卫、调节体温、滋润皮肤的作用。若当汗出而无汗,不当汗出而多汗,或仅见身体的某一局部汗出,多属病证之象。如头汗且热,多为实证;若盗汗,多为虚证。总而言之,自汗多为气虚,盗汗多为阴虚,盗汗自汗合而发之,为气阴两虚。小儿咳喘病证如遇自汗,当知多责之在表、在实、在肺胃;如遇盗汗,当知多责之在里、在虚、在心肾。

7. **以咽喉辨标本** 望诊咽喉,可知病症的标本缓急。咽喉是呼吸、饮食之门户,是经脉循行交会之处,又与五脏六腑关系密切,故可反映五脏六腑的病变。健康小儿的咽喉色淡红而润泽、不痛不肿、呼吸通畅、发音正常,食物下咽顺利无阻。根据咽喉的异常变化可以确定脏腑病变的标本缓急。小儿咳喘如遇先发热咳嗽,继而咽喉肿痛,起病急,为标证;先咽喉肿痛,继而发热咳嗽,疾病缓,为本证。

(二)临床辨证

把握7个小儿咳喘的临证思辨要点,结合18个辨证元素,可以比较准确地进行小儿咳喘的辨证。孙老通常仅将小儿咳喘分为虚实两大类:实证包括风热咳喘、暑湿咳喘、风燥咳喘、风寒咳喘;虚证包括脾肺虚喘、脾肾虚喘、气阴虚喘。其辨证要点如下。

1. **实证类**

(1)风热咳喘:此谓"春之咳",多见于春分前后,但不排除一年四季可见。以咳嗽为主症,咽喉肿痛为从症,常伴有发热、面赤、唇红、出汗、咽肿、痰稠、尿黄等,舌质红,苔薄黄,脉浮数,指纹浮紫。

(2)暑湿咳喘:此谓"夏之咳",多见于春夏之交或夏季,以及秋夏之交。以咳喘为主症,兼见无汗或汗出不解,身重困倦、胸闷、呕恶、口渴心烦、食欲不振,或呕吐、泄泻,小便黄而短,有时小儿排尿哭叫或呼痛,舌质红,舌苔黄或黄腻,脉滑数,指纹紫滞。

(3)风燥咳喘:此谓"秋之咳",多见于秋季。以干咳为主症,以气喘为从症,兼有咽痒,咽干,少痰,口渴,小便黄,舌质红,少苔,脉浮数,指纹淡滞。

(4)风寒咳喘:此谓"冬之咳",多见于秋冬之际。咳喘为主症,兼有咽痒声重,痰白清稀,鼻塞流清涕,恶寒无汗,发热头痛,全身酸痛,舌质淡红,舌苔薄白,脉浮紧,指纹浮红。

2. **虚证类**

(1)脾肺虚喘:咳喘为主症。咳喘是标证,脾肺两虚是本证。兼有咳嗽无力,痰白清稀,面色少华,气短懒言,语声低微,自汗畏寒,食少纳呆,平素容易感冒,舌淡嫩,边有齿痕,脉细无力,指纹淡红。

(2)脾肾虚喘:咳喘为主症。咳喘是标证,脾肾两虚是本证。兼有咳嗽无力,气短心悸,面色苍白,形寒肢冷,脚软无力,腹胀纳差,大便溏稀,夜尿多,伴有生长发育迟缓,舌质淡,苔薄白,脉细弱,指纹淡。

（3）气阴虚喘:咳喘为主症。咳喘是标证,气阴两虚是本证。兼有咳嗽无力,喘促乏力,气短自汗,神疲懒言,形瘦纳差,面色潮红或无华,潮热盗汗,干咳少痰,舌质红少苔,或地图舌,脉细数,指纹淡红。

三、小儿咳喘组方用药心法

小儿咳喘有相应的经方、时方、验方。然,孙老之组方、用方,坚持"师经方之旨而不泥于经方用药"之原则。换言之,崇尚用经方之"神"而不用经方之"形"。特别是脏腑清灵、病情无诈之小儿,不可能"按方生病""按方显证",同时其病证瞬息万变,所以孙老临证之际始终恪守"扶正祛邪""补偏救弊"之大法,而不拘泥于死方,在此基础上针对病证采用"三联药组"的"三型组合"进行组方。小儿用药讲究轻、灵、巧,对小儿诸病,用药稍稍拨动即可。正如《医述·幼科集要》所言:"小儿勿轻服药,药性偏,易损萌芽之冲和;小儿勿多服药,多服耗散真气。"所以,对小儿病证组方用药尤以"中和"为贵。这就是要求组方用药应充分发挥小儿机体内在的调节机能,恢复机体的生理平衡。否则,非但达不到治疗的目的,还会导致"稚阴稚阳"之体受损,不利于疾病恢复,甚或影响生长发育。

小儿"脏腑娇嫩,形气未充"的生理特点和"脏气清灵,易趋康复"的病理特点决定了小儿用药的特殊性,对于小儿用药应该慎之又慎。孙老认为小儿咳喘组方用药要掌握4个要领。

（一）组方用药要领

1. 药少量小,不宜大方重剂 小儿生机益然,脏气清灵,对药物反应较成人灵敏,在治疗时,处方要根据小儿生理特点、病情轻重及脏腑功能,组方用药轻巧灵活,不宜呆滞,不可重浊,不得妄加攻伐。

2. 先试轻剂,不宜遽施峻剂 当施之以寒先试之以凉,当施之以热先试之以温;当施之以峻下先试之缓泻。

3. 中病即止,切忌滥伐无过 无论解表清里之药,还是补气益血之剂,一旦见效,即应针对病情变化更方,中病即止,不必尽剂,更不要滥伐无过之脏腑,特别是小儿四大症之麻、痘、惊、疳,不要轻易处以3剂以上的"常服方"。

4. 多用外治与食疗,少用内服方药 凡能采用针灸、敷贴、按摩、推拿、洗浴以及食疗等方法治疗的,尽可能不用内服方药治疗。

(二)常用方药

1. 实证类

(1)风热咳喘:此证每多风热犯肺,主要是感受风热之邪气所致。宜"疏风清热、宣肺化痰",方以桑菊饮化裁。

(2)暑湿咳喘:小儿易困于暑湿,初起暑湿犯表,发热不扬,身重易困,进而暑湿缠夹,暑湿之气上逆则犯肺,导致咳喘、呕吐,暑湿之气下行则腹胀泄泻。宜"清暑化湿、宣肺平喘"为治则治法,先用藿香正气散为基本方祛其暑湿之邪,而后平喘。

(3)风燥咳喘:小儿易感秋燥之邪,初秋多为温燥,深秋多为凉燥。秋燥犯肺则易咽痒、干咳、少痰、气喘。宜"清燥润肺、止咳平喘"为治则治法,用自拟方——"孙光荣地茶止咳饮"治之。

方药组成:南沙参9g,生北芪3g,紫丹参3g,矮地茶9g,冬桑叶9g,南杏仁9g,麦门冬9g,炙冬花9g,炙紫菀9g,金银花9g,木蝴蝶6g,生甘草3g。

(4)风寒咳喘:小儿易感风寒之邪,风寒袭肺则易咳,风寒束肺则易喘。久咳伤肺,久咳致虚,虚延久咳,久咳伤肺,如此反复发作。宜先后用"疏散风寒、宣肺化痰""补肾纳气、止咳平喘"为治则治法,用杏苏散、自拟"孙光荣地茶止咳饮""孙光荣久咳久喘食疗方"治之。

"孙光荣久咳久喘食疗方":新鲜紫河车1具(挑破紫筋、挤尽瘀血、洗净、切片),白果3个,五味子3g,百部根10g,黑豆30g,炖食,每月1次,连服3月。

2. 虚证类

(1)脾肺虚喘:此证咳喘是标,脾肺两虚是本。宜用"健脾益气、清肺平喘"为治则治法,用六君子汤为基础方,加孙光荣久咳久喘食疗方治之。

(2)脾肾虚喘:此证咳喘反复发作是标,脾肾两虚是本。宜用"健脾化痰、温肾纳气"为治则治法,用金匮肾气丸加减,尚可辅以孙光荣久咳久喘食疗方治之。

(3)气阴虚喘:此证咳喘是标,气阴两虚是本。宜用"益气养阴、化痰平喘"为治则治法,用人参五味子汤加孙光荣久咳久喘食疗方治之。

第十一节 论治月经病的临证经验

一、对月经的认识

"月信准,体自康。"月经是脏腑经脉气血作用于胞宫的正常生理现象。《素问·上古天真论》说:"女子七岁肾气盛,齿更发长,二七而天癸至,任脉通,太冲脉盛,月事以时下。"天癸来源于先天肾气,靠后天水谷精气的滋养而逐渐趋于成熟。冲脉为血海,任脉主胞胎,肾气充盛,血海充足,冲任通畅,经血渐盈,月经方能应时而下。孙老认为,月经周期、量、色、质的正常是健康女性五脏气血充足、调和的重要体现。月经失调在病理上不仅是一种独立的妇科疾患,罹患有其他临床各科疾病的女性患者也可能因伤及全身气血而有月经失常的表现。通过了解月经的状况是监测女性患者五脏气血状态的最简捷和客观的指征。反过来,通过调理月经使女性机体气血达到平衡,也是治疗有月经失调表现的女性各种疾患的重要方法和途径。此即"女性以月经为本"。

二、调治月经的经验

孙老认为,月经先期后期、量多量少、闭经、崩漏,仅是表现不同,实则是脏腑气血失调的结果。因此,月经病的治疗一定要重视人体气血津液的升降和出入平衡,重视对气血的全面调理。

1. 调气活血以补气血

《灵枢·五音五味》说:"妇人之生,有余于气,不足于血,以其数脱血也。"明确提出女子生理上存在血分不足,气分偏盛的状态。因此,月经的失调必然与气血的状态密切相关。同时,气与血相互依存,相互资生。血为气之母,气为血之帅,伤于血者必及于气,伤于气者必及于血。血病则气不能独化,气病则血不能畅行。由于气为血之帅,有形之血不能速生,无形之气所当急固。因此,孙老调理气血必以补气为先。同时,气血流通即是补,调理气血时又须辅以活血,以流通营卫。此仅是调理气血的第一步。

2. 调理肝、脾、肾以平衡气血的升降出入

气血在人体内还存在升降出入的运动,而这种运动又是通过脏腑的功能活动来实现的。对于妇科疾患,孙老认为主要与肝、脾、肾三脏的关系最为密切。诚如张景岳在《景岳全书·妇人规》中所云:"故治妇人之病,当以经血为先。而血之所主,在古方书皆言心主血,肝藏血,脾统血,故凡伤心、伤脾、伤肝者,均能为经脉之病。"肝藏血,主疏泄而喜条达,主升发,体阴而用阳;女子生理功能的经、孕、胎、乳等皆以血为本,虽然血的生成及功用涉及心、脾、肝、肾,但以肝藏血最为重要;肝之经脉环绕阴部,由少腹沿两胁上行,经过乳房。在病理上,肝藏血功能的异常及肝气郁结可产生诸多妇科疾患。因此有"女子以肝为先天"之说。脾主升清,运化水谷,输布精微,为气血生化之源,后天之本。脾又主统血,体内的血液能循经运行,有赖脾之统摄,月经的正常与脾的健运、统摄有密切的关系。胃主受纳、腐熟,主降。又为多气多血之腑,胃的经脉下行与冲脉相会于气街以充盈血海,故有"冲脉隶于阳明""谷气盛则血海满"之说。肾主水,封藏之本,主藏精,内寓元阴元阳,即肾阴肾阳,是维持人体阴阳的本原。"五脏之阴非此不能滋,五脏之阳非此不能发",肾为天癸之源,冲任之本,女性各阶段的生理特征均是肾气自然盛衰的反映。

在气机的升降上,肝主升,肾以降为主;脾升而胃降,为一身气机升降的枢纽。临床上必须针对各脏气机的升降情况予以适当的调治。

刘完素在《素问病机气宜保命集》提出:"妇人童幼天癸未行之间,皆属少阴;天癸即行,皆从厥阴论之;天癸既绝,乃属太阴经也。"说明少女时期着重在肾,中年时期重在肝,绝经之后重在脾。孙老有鉴于此,根据临床实际提出:女子月经不调,20岁以前,以调肾为主,方以四物汤为主;21岁到35岁,以调肝为主,方以逍遥丸为主;36岁以后脾胃衰退,以调脾胃为主,方以归脾汤为主。因为,初潮至20岁以前女子的月经不调多为肾气不充,天癸不足所致,方选四物汤加减,重用熟地黄等补肾养精血。21岁至35岁的中年女性的多因经、孕、产、乳等,数伤于血,肝血亏虚,肝气郁结,肝气有余,肝气横逆,易于出现月经不调,方选逍遥丸为基础方以养肝疏肝。36岁以后,因脾胃开始衰退,气血生化乏源,故重在补益脾胃,方选归脾汤化裁。当然,这只是一般原则,临证之时,也要根据患者情况具体辨证选方,不可

完全拘泥此三期分治。

孙老治疗月经病,最常用的基本药对是"益母草、香附",可谓专病专药。益母草苦、辛、微寒,活血调经,行瘀血、生新血,为妇科调经之要药;香附味辛、微苦、平,为"气病之总司,女科之主帅",为行气调经之要药。二者相伍,一走气分,一走血分,相得益彰,故孙老调经每多用之。即使漏下之症,益母草亦少量用之。在此药对基础上,孙老针对月经失调的不同情况而灵活用药,如气血不足者,加阿胶珠、全当归等;血热者,加大生地、炒栀子等;宫寒者,加吴茱萸、炮姜等;痛经者,加延胡索;经闭属血瘀者,加三棱、莪术、水蛭等;崩漏日久者,加棕榈炭、生地炭、蒲黄炭、侧柏炭等;情绪不畅者,加柴胡、郁金等;心气不足,加浮小麦、生甘草、大红枣等;肾虚者,加川杜仲、川牛膝、金毛狗脊、川断等;脾虚者,加炒白术、大红枣、谷麦芽等。

三、病案举例

杨某,女,16岁。

初诊(2012年1月13日):月经经期紊乱1.5年,淋漓3个月。脉细稍涩,舌淡,边尖有齿痕,苔少。患者15岁时,上体育课跑步恰逢月经来潮。此后,经期出现紊乱,近三个月尤为明显,已是淋漓不断。现面色㿠白,经期紊乱,月经淋漓,有块,少腹稍痛,伴微咳。

生晒参12g　生北芪12g　紫丹参5g

益母草10g　制香附10g　延胡索10g

生地炭15g　地榆炭15g　侧柏炭15g

阿胶珠12g　粉丹皮10g　生甘草5g

川杜仲15g

7剂,水煎服,每日一剂。

二诊(2012年2月10日):脉细数,舌淡灰,有齿痕,苔少,月经淋漓,服前方曾已止,但近日来又有点滴出血,无腹痛,纳眠可。

生晒参12g　生北芪12g　紫丹参7g

益母草10g　制香附10g　延胡索10g

生地炭15g　地榆炭15g　蒲黄炭15g

阿胶珠12g　丹皮炭10g　生甘草5g

杭白芍10g

7剂,水煎服,每日一剂。

三诊(2012年3月23日):脉细涩,舌红苔少。服前方后月经曾止2周,继又来潮。乏力失眠皆好转。

西洋参10g　　生北芪12g　　紫丹参10g

益母草10g　　制香附10g　　侧柏炭10g

地榆炭10g　　生地炭10g　　阿胶珠10g

丹皮炭10g　　山慈菇10g　　金银花10g

川杜仲12g　　大红枣10g　　生甘草5g

7剂,水煎服,每日一剂。

第十二节　带下病外治法的临证经验

带下病,是困扰患者、缠绵难愈、苦不堪言、严重影响生活质量以及夫妻生活的妇科疾病,古已有之,而今由于生活环境的日益复杂致使发病率日渐增高。孙老采用孙氏清带汤外治法,见效快速、疗效持久,特将孙老运用外治法治疗带下病的学术经验初步总结如下。

一、概述

中医所称的带下病,是影响妇女生活质量和健康的常见病、多发病。"带下"之名,首见于《内经》,如《素问·骨空论》说:"任脉为病……女子带下瘕聚。"带下一词,有广义、狭义之分,广义带下泛指妇产科疾病而言,狭义带下又有生理、病理之别。正常女子自青春期开始,肾气充盛,脾气健运,任脉通调,带脉健固,阴道内即有少量白色或无色透明无臭的黏性液体溢出,特别是在经期前后、月经中期及妊娠期,其量增多,用以润泽阴户,防御外邪,此为生理性带下。如《沈氏女科辑要》引王孟英说:"带下,女子生而即有,津津常润,本非病也。"若带下量明显增多,或色、质、气味异常,即为带下病。《女科证治约旨》说:"若外感六淫,内伤七情,酝酿成病,致带脉纵弛,不能约束诸脉经,于是阴中有物,淋漓下降,绵绵不断,即所谓带下也。"在《诸病源候论》中还有五色带下的记载,有青、赤、黄、白、黑五色之名候。临床上以白带、黄带、赤白带为常见。近年来也有学者开始认为带下病还应包括"带下过少"。本文所论之"带下病"主要指"带下过多"。西医妇科疾病如阴道炎、宫颈炎、盆腔炎及肿瘤等均可见带下量多,必要时应进行妇科检查及排癌检查,避免贻误病情。

带下病的主要病因是湿邪,如《傅青主女科》说:"夫带下俱是湿症。"湿有内外之别。外湿指外感之湿邪,如经期涉水淋雨,感受寒湿,或产后胞脉空虚,摄生不洁,湿毒邪气乘虚内侵胞宫,以致任脉损伤,带脉失约,引起带下病。内湿的产生与脏腑气血功能失调有密切的关系。脾虚运化失职,水湿内停,下注任带;肾阳不足,气化失常,水湿内停,又关门不固,精液下滑;素体阴虚,感受湿热之邪,伤及任带,导致带下病的发生。带下病病位主要在前阴、胞宫;任脉损伤,带脉失约是带下病的核心机理。

从古至今,带下病的治疗以内治法为多。但外治法具有局部药物浓度高、直达病灶的优点。因此,也历来备受重视。带下病外治法首见于《金匮要略》的矾石丸。有研究发现,自《金匮要略》之后,治疗带下病的外用方不多,多采用阴道纳药的疗法,其次采用外洗,外熏及外敷疗法。外治多采用辛温燥湿、杀虫止痒之药,以温补下元,祛湿止痒。从目前文献报道来看,临床中治疗带下病的外用药以清热解毒为主:如治疗湿热下注型阴道炎有临床疗效的清热化湿中药方,组方为苦参15g,黄柏15g,蛇床子15g,龙胆草15g,土荆皮30g,地肤子15g,仙灵脾10g,蒲公英30g,冰片4g(后下)。如苦参百部黄柏汤冲洗坐浴治疗滴虫性阴道炎与念珠菌阴道炎,组方为苦参、百部、黄柏、白鲜皮、地肤子、蛇床子、蒲公英、土茯苓、五倍子、乌梅。如老年性阴道炎的外用药——清带汤,组方为知母、黄柏、金银花、蒲公英、丹皮、丹参、旱莲草、地骨皮、枸杞子、党参、黄芪。如治疗阴道炎的坐浴方组方为苦参、蛇床子、百部、川椒、大枫子、白矾、白头翁。

二、独到认识和外治经验

孙老在诊治带下病的长期临床实践中形成了鲜明的学术观点和"三联药组"用药特色。虽然众多学者认识到"带下"有生理性和病理性之分,但未体现在组方用药上。孙老独具匠心,认为白带本属人体生理现象,白带增多无论何种原因所致,固然是病理现象,但女子之"带"犹如男子之"精",

女子带下绵绵,犹如男子遗精,日久则可导致人体虚证丛生。因此,带下病的外治不能只顾针对症状而一味使用清热解毒止痒的药物,单纯清热解毒止痒,可取效于一时,但效果不能持久,容易反复。所以,还要兼顾到"带下"本属人体生理现象这一情况,要注意加用敛湿止带的药物。如此,治疗带下病方可全面兼顾。

孙老的这一学术思想,具体体现在孙氏清带汤的组方中。孙氏清带汤是孙老治疗带下病的外治验方。其基本组方思想是在运用清热解毒止痒药物的同时,加用敛湿止带的药物。主要药物包括蛇床子、百部、蒲公英、金银花、白花蛇舌草、煅龙骨、煅牡蛎、生薏米、芡实、白鲜皮、地肤子等。方中由清热解毒杀虫止痒的蛇床子、百部、蒲公英、金银花、白花蛇舌草、白鲜皮、地肤子等和利湿、敛湿止带的生薏米、芡实、煅龙骨、煅牡蛎等两大部分组成。若白带有腥味,则加苏叶芳香化湿除腥味。方中融清、利、敛为一体,相反相成,相得益彰。经在临床中长期使用,发现采用孙氏清带汤化裁,经坐浴治疗各种证型的带下病取效迅速,疗效持久,值得进一步研究。

三、验案举隅

某女,13岁。1987年春节就诊。

脉细无力,舌暗淡,苔白滑。

患者自5岁起咳嗽气喘,8年来反复发作,无有休时,多方医治,时愈时发。现见面色苍白,心悸自汗,精神萎靡,软弱乏力,咳喘不已,气息微弱,少气懒言,思睡少纳。询其今年正月初潮,白带淡而多,无异味。此乃禀赋不足、脾肾两虚之喘,法当健脾化痰、温肾纳气,内服方以金匮肾气丸为基本方治疗。脾肾本已不足,白带增多使虚上加虚,应急则治标,以"孙氏清带汤"坐浴治之,药用:

蛇床子15g 百部根12g 蛇舌草15g

白鲜皮10g 地肤子10g 蒲公英10g

煅龙骨15g 煅牡蛎15g 金银花10g

川草薢10g 生薏米10g 芡实仁10g

生甘草5g

7剂,水煎,早晚各坐浴1次,每次5～10分钟上方内服、外用各7剂后,咳喘明显缓解,白带已不明显,精神转佳,食欲增进。

由于白带基本消失,嘱停用坐浴药,以内服药专治哮喘。

第十三节　论治肿瘤的临证经验

肿瘤是一种多发、常见、易变、难治、难愈、预后不良的疑难重病。孙老认为对于肿瘤的治疗,不但要尽可能治其病,更要尽可能先留其人。中医在预防、治疗肿瘤,特别是在提升病人抗击肿瘤的机体能力方面,具有一定的优势。

中医古籍中有"瘤"和"癌"的记载,如有"筋瘤""肠瘤""昔瘤""肿疡""瘿瘤""癥瘕""积聚""恶疮""留""瘤""岩""癌"等名称。"留"(瘤),是认为其起因是体内"气血留结"或邪气秽物在体内留而不去(《诸病源候论》),所以称之为"留",后来加上疾病偏旁就成为"瘤"字。"岩""癌",是因为其状有如质地坚硬、固定不移、凹凸不平的岩石,《卫济宝书》最先出现"癌"这一病名。

嗣后,中医古籍中比较常见的,相当于现代医学癌症的病名很多,比如:乳石痈、乳岩(相当于乳腺癌)、舌菌(相当于舌癌)、失荣(相当于恶性淋巴瘤等)、噎膈(相当于食道癌)。

由此可见,中医对癌症的命名是以"象"为据的,非常形象,也非常准确。例如,明代陈实功的《外科正宗》对乳岩的描述:"初如豆大,渐若棋子,半年一年,二载三载,不疼不痒,渐渐而大,始生疼痛,痛则无解,日后肿如堆栗,或如覆碗,紫色气秽,渐渐溃烂,深者如岩穴,凸者若泛莲,疼痛连心,出血则臭,……名曰乳岩。"

现代医学中,肿瘤分类很多,现在已知的已经超过300多种,但从宏观上区分,可以分为良性肿瘤、恶性肿瘤两大类。良性肿瘤的五大特点:①生长慢;②边界清;③可推移;④无脓血;⑤难转移。恶性肿瘤的五大特点:①生长很快;②边界不清;③很难推移;④杂有脓血;⑤容易转移。

无论是中医还是西医,目前关于肿瘤的病因病机至今都没有完全搞清楚。

中医古籍对肿瘤的病因病机做出了许多"司外揣内"的论述。《中藏经》说的比较全面,《论痈疽疮肿第四十一》中明确指出:"夫痈疽疮肿之所作也,皆五脏六腑蓄毒不流则生矣,非独因荣卫壅塞而发者也。其行也有处,其主也有归。假令发于喉舌者,心之毒也;发于皮毛者,肺之毒也;发于肌肉者,脾之毒也;发于骨髓者,肾之毒也;发于下者,阴中之毒也;发于上者,阳中之毒也;发于外者,六腑之毒也;发于内者,五脏之毒也。"

孙老认为,归纳中医古籍关于肿瘤的病因可以总结为十二个字:遗传、意郁、气滞、血瘀、痰凝、毒聚。肿瘤不是局部性疾病,而是一种全身性疾病。其致病因素比较复杂,由于先后天各种致病因素的作用,使机体阴阳失调,脏腑经络气血功能障碍,引起气滞、血瘀、痰凝、毒邪、湿聚等互相交结,以致造成肿瘤的发生。气滞血瘀、热毒内蕴、痰湿结聚、脏腑功能失调以及经络瘀阻,是肿瘤发生发展过程中常见的病理机制。在临床实践中,由于各种肿瘤的病因不一,每个患者个体差异大,病情不一致,病机往往是错综复杂的,即使是同一患者,在疾病的各个阶段,情况也可能不断发生变化,所以上述几种病因病机并不是孤立的或单纯的,常常是互相关联、兼夹的,大多数患者都表现虚实夹杂,多脏同病。因此,必须根据每个患者的具体临床病理表现特点,分清病机兼夹主次,辨证论治,才能更有效地治疗肿瘤。

孙老关于肿瘤的诊治心得

(一)四诊(八重)

1. 望诊,重神形、重舌象

①失神(眼光、眼袋、颈椎);②脱形(面色、消瘦、步态、汗渍);③舌象(舌体是否正、缩、灵活? 舌质是否淡、绛、深红、瘀斑? 舌苔是否厚、燥、腻、滑或无苔、无津?);④指甲、趾甲(甲卷、瘀点);⑤皮肤(色泽、弹性、瘀斑)。

2. 闻诊,重声音、重气味

①声音(声嘶、声低、声亢、喑哑、气不上续);②气味(呼出的气体或局部的臭味、鱼腥味、尸气味、熏肉味)。

3. 问诊,重现状、重参数

①现状(饮食、睡眠、二便、喜恶、疼痛部位与感觉);②参数(既往史、家

族史、治疗史、检查数据）。

4. 切诊，重脉象、重反馈

①脉象（有无胃、神、根，有无反季，有无间歇、有无屋漏、鱼翔、雀啄等）；②反馈（可否推移？是否坚硬？疼痛、作胀部位是否固定？能否受压？）

（二）辨证（明经晰纬）

主要是指孙老归纳的中医临证思辨主要元素（20个主要元素），即：时令，男女，长幼，干湿，劳逸，鳏寡，生育，新旧，裕涩，旺晦，神形，盛衰，阴阳，表里，寒热，虚实，主从，标本，顺逆，生死。

众所周知，辨证应以各种辨证纲领为主轴（阴阳表里寒热虚实八纲辨证、寒热虚实生死逆顺八纲辨证、卫气营血辨证、气血津精辨证等），将四诊合参的临床资料纳入辨证纲领进行临床辨证。孙老根据其个人长期的临床经验和体会，认为无论用何种辨证纲领，都必须"明经晰纬"，这样才能纲举目张，才能符合临床实际，才能真正指导临床组方用药。

以癌症为例，就癌症本身而言，无论何种癌症都是以"正虚邪实"为经，以病因、病机、病位为纬。"正虚"，虚在何经何脏何腑？"邪实"，属意郁、属气滞、属血瘀、属痰凝、属毒聚？如此辨证，就可以非常明晰、非常准确。

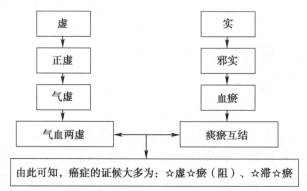

（三）治疗

扶正祛邪是治疗肿瘤的基本治则。临床应根据肿瘤的阶段和患者的身体状况而灵活运用扶助正气，理气活血，祛湿化痰，清热解毒，软坚散结等治法，尤其在患者羸弱之时，切不可堆砌一些清热解毒的所谓"抗癌药物",过度使用攻伐药物,以免正气不支。正如程国彭在《医学心悟·积聚》所言:"治积聚者,当按初、中、末之三法焉。邪气初客,积聚未坚,宜直消之,而后和之。若积聚日久邪盛正虚,法从中治,须以补泻相兼为用。若块消及半,便从末治,即住攻击之药,但和中养胃,导达经脉,俾荣卫流通,而块自消矣。更有虚人患积者,必先补其虚,理其脾,增其饮食,然后用药攻其积,斯为善治,此先补后攻之法也。"

临床上,孙老治癌基本方为自拟方——孙光荣扶正抑瘤汤,全方组成及方义如下:

【君】 生晒参10g　　生北芪15g　　紫丹参10g——益气活血

【臣】 天葵子15g　　蛇舌草15g　　半枝莲15g——清热解毒

【佐】 珍珠母12g　　制鳖甲12g　　山慈菇12g——软坚散结

【使】 ☆☆☆g　　　☆☆☆g　　　☆☆☆g——补引纠和

此组方思路为孙老治疗肿瘤的基本思路。以此方为基础,临床上根据肿瘤的部位不同,而相应地加入作用于某部位的药物或加入引经药。

★论治脑瘤的临证经验

脑瘤,是指发生于颅腔内的神经系统肿瘤,按其起源部位可分为原发性颅内肿瘤和继发性颅内肿瘤。原发性脑瘤的病因尚未完全清楚,很可能是多种因素综合作用的结果。颅脑损伤、遗传因素、射线、化学物质、病毒等可能为诱因。

中医学中没有脑瘤这个名称,散见于头痛、头风、脑鸣、厥逆、瘫痪等范围之内。孙老认为,脑瘤的发生基本病机为正虚邪实。正虚为本,以肝脾肾不足为主;邪实为标,以痰、瘀、热、毒等病理因素相互作用为主。肝脾肾不足,使肝肾亏虚、髓海不足,阴虚阳亢、肝风内动;运化失司,痰湿内生;气虚痰阻,血液运行不畅,而致瘀血内生。痰邪凝聚于脑,气血失调,瘀血内生,脉络受阻;痰瘀日久化热,毒热之邪积聚,久之而成脑瘤。

中医中药与西医西药配合可减轻毒副反应,改善症状,提高疗效。近年来更有用中医中药对不宜手术或术后复发的脑瘤患者起到积极治疗作用。

根据上述病因病机、症状表现,脑瘤治疗宜以补虚扶正、清热解毒、软

坚散结为治法,常用基本方为孙光荣正天抑瘤汤,其方组成及化裁示例如下:

【君】　生晒参10g　生北芪15g　紫丹参10g——益气活血

【臣】　天葵子15g　蛇舌草15g　半枝莲15g

　　　　制首乌12g　明天麻10g　生薏米15g——清热解毒

【佐】　珍珠母12g　制鳖甲12g　山慈菇12g——软坚散结

【使】　紫浮萍10g　蔓荆子10g　生甘草5g——补引纠和

针对症状增加的"三联专药组"示例:

血压升高——石决明、川杜仲、川牛膝

视物不明——夏枯草、木贼草、青葙子

半身不遂——老钩藤、净全蝎、酥地龙

头痛呕吐——制南星、姜半夏、广陈皮

★论治肺癌的临证经验

支气管肺癌,简称肺癌,是指起源于支气管黏膜或肺泡细胞的恶性肿瘤。是当前世界各国最常见的恶性肿瘤之一。

中医古代文献并无"肺癌"一词,但从其临床表现可参考中医学的"息贲""咳嗽""咯血""胸痛""虚劳"等病症论治。

孙老认为正虚(内因)与邪实(外因)是肺癌发病的基本病机,正虚为本,邪实为标。饮食失调、劳倦过度、情志不畅等导致脏腑阴阳失调、气血虚损,然后外邪乘虚袭肺,邪滞胸中,肺气膹郁,宣降失司,气机不利,血行受阻;津液失于输布,津聚为痰,痰凝气滞,瘀阻脉络;气郁痰瘀日久化热,毒热积聚。于是气滞、血瘀、痰凝、毒热胶结,日久形成肺癌。

扶正祛邪、标本兼治是治疗肺癌的基本原则。临床宜区别肺癌早、中、晚期之不同,灵活采用补益气血、理气活血、清热解毒、软坚散结、化痰通络等治法。常用基本方为孙光荣清肺抑癌汤,其方组成及化裁示例如下:

【君】　生晒参10g　生北芪15g　紫丹参10g——益气活血

【臣】　天葵子15g　蛇舌草15g　半枝莲15g

炙紫菀10g　炙冬花10g　生薏米15g——清热解毒

【佐】珍珠母12g　制鳖甲12g　山慈菇12g——软坚散结

【使】桑白皮10g　蔓荆子10g　生甘草5g——补引纠和

针对症状增加的"三联专药组"示例：

五心烦热——银柴胡、地骨皮、制鳖甲

痰中带血——仙鹤草、宣百合、白及粉（白及粉，有冠心病史者禁用）

久咳不止——矮地茶、麦门冬、川贝母（川贝母，咯痰不爽者慎用）

胸腔积液——全瓜蒌、葶苈子、生薏米

★论治胃癌的临证经验

胃癌，是常见的恶性肿瘤之一，占消化道恶性肿瘤的第一位，大多发生于40-60岁之间。

中医古代文献并无"胃癌"一词，但从其临床表现可参考"噎膈""反胃""癥瘕""积聚""胃脘痛"等范畴诊治。

孙老认为正虚邪实是胃癌发病的基本病机，正虚为本，邪实为标。或因先天禀赋不足，胃气素弱，或因暴饮暴食，嗜食肥甘厚味，损伤脾胃，或因久病重病，或因老年脾胃自衰太过，致脾胃虚弱；脾胃虚弱，运化失职，津液输布失常，聚而成痰，或因忧思伤脾，脾伤则气结，津液输布失调，聚而为痰。或由情志不遂，忧郁气结或恼怒伤肝，肝气不舒或饮食不节，损伤脾胃，致肝胃不和，肝失疏泄，胃失和降，气机阻滞，阻于血络，血滞成瘀，瘀血阻络，日渐成积；或因饮酒过度，或过食辛辣肥甘厚味，积热于胃，日久气机不畅而化热，毒热伤阴，或情志失调，肝郁化火，终致热毒内蕴，损伤脉络，灼血伤津，日久而与血瘀痰凝相互交结，发为胃癌。

虽然正虚、邪实诸因素可条分缕析，但临床上罕有单纯致病者，故治疗上需多法并治，方可取效。扶正祛邪、标本兼治是治疗胃癌的基本原则。临床宜区别胃癌早、中、晚期之不同，灵活采用补益气血、理气活血、健脾和胃、清热解毒、软坚散结等治法。本病病位在胃，在治疗中应始终重视顾护脾胃，不忘调畅脾胃气机。常用基本方为孙光荣和中抑癌汤，其方组成及化裁示例如下：

【君】 太子参15g　生北芪15g　紫丹参10g——益气活血
【臣】 乌贼骨12g　西砂仁4g　广橘络6g——健胃和中
【佐】 蛇舌草12g　半枝莲12g　猫爪草12g——清热抑癌
【使】 延胡索10g　川郁金10g　鸡内金5g——补引纠和

针对症状增加的"三联专药组"示例：

吞咽困难——真沉香、木蝴蝶、漂射干

不思饮食——谷麦芽、路路通、大红枣（大红枣，有糖尿病史者慎用）

噎膈难受——鹅管石、刀豆壳、降真香

痞格闷胀——隔山消、制川朴、大腹皮

★论治大肠癌的临证经验

大肠癌是常见的恶性肿瘤，包括结肠癌和直肠癌，发病年龄趋老年化。中医学无"大肠癌"这一名称，从其发病及临床表现来看，可参考中医学之"肠积""积聚""癥瘕""肠蕈""肠澼""脏毒""下痢""锁肛痔"等诊治。

孙老认为正虚邪实是大肠癌发病的基本病机，正虚为本，邪实为标。素体禀赋不足，或脾胃素弱，邪客肠外或寒温失节，饮食不节，恣食肥腻、醇酒厚味，或误食不洁之品，损伤脾胃，导致脾之运化失职，升降失司；或情志不遂，肝失疏泄，津液代谢失常而成痰湿，阻滞气血，血滞成瘀；日久郁而化热，热毒蕴结，湿热流注大肠，日久发病为大肠癌。

扶正祛邪、标本兼治是治疗大肠癌的基本原则。临床宜灵活采用补益气血、理气活血、清热解毒、化痰软坚等治法。常用基本方为孙光荣利肠抑癌汤，其方组成及化裁示例如下：

【君】 太子参15g　生北芪15g　紫丹参10g——益气活血
【臣】 嫩龙葵15g　猫爪草15g　山慈菇15g——清热解毒
【佐】 生牡蛎15g　菝葜根15g　珍珠母15g——软坚散结
【使】 火麻仁10g　生薏米10g　生甘草5g——补引纠和

针对症状增加的"三联专药组"示例：

腹泻不止——炒六曲、炒山楂、车前仁

不思饮食——谷麦芽、鸡内金、炒扁豆

舌苔黄腻——佩兰叶、法半夏、广陈皮

腹痛腹胀——炒枳壳、大腹皮、延胡素

★论治肝癌的临证经验

原发性肝癌是我国常见的恶性肿瘤之一。中医学无"肝癌"这一名称，从其发病及临床表现来看，可参考中医学之"积聚""癥瘕""黄疸""鼓胀""腹水"等诊治。

孙老认为正虚邪实是肝癌发病的基本病机，正虚为本，邪实为标。脏腑气血虚亏，加之七情内伤，情志抑郁，肝失疏泄，气机阻滞，痰浊内生，瘀血内停；脾虚湿聚，痰湿凝结；肝郁日久，化热化火，火郁成毒；肝郁乘脾，运化失常，痰湿内生，湿热结毒；外邪入侵，或药物损伤，毒邪蕴结。气滞、痰瘀、湿热、毒邪等病理因素，相互胶结，蕴结于肝，而成肝癌。

扶正祛邪、标本兼治是治疗肝癌的基本原则。临床宜灵活采用益气活血、疏肝理气、清热解毒、清利湿热、软坚散结等治法。常用基本方为孙光荣护肝抑癌汤，其方组成及化裁示例如下：

【君】 西洋参12g 生北芪12g 紫丹参10g——益气活血

【臣】 北柴胡12g 川郁金12g 佛手片10g——疏肝解郁

【佐】 制鳖甲15g 菝葜根15g 山慈菇15g——软坚散结

　　　 蛇舌草15g 半枝莲15g 鸡骨草15g——清热利湿解毒

【使】 田基黄12g 车前仁10g 生甘草5g——补引纠和

针对症状增加的"三联专药组"示例：

深度黄疸——草河车、绵茵陈、淡黄芩

伴有胆疾——海金沙、金钱草、蒲公英

疼痛剧烈——鸡矢藤、延胡索、制乳没

癌块不散——净水蛭、地鳖虫、上肉桂

★论治肾癌的临证经验

肾癌，肾细胞癌的简称，是起源于肾实质泌尿小管上皮系统的恶性肿瘤。

中医学无"肾癌"这一名称,从其发病及临床表现来看,可参考中医学之"腰痛""溺血""癥积"等诊治。中医文献中有"肾岩"一词,并非西医学之肾癌,而是指阴茎癌,不可混淆。

孙老认为正虚邪实是肾癌发病的基本病机,正虚为本,邪实为标。先天禀赋不足,肾气亏虚;或饮食失调,脾失健运,久病及肾;或房劳太过、损伤肾气;或年老体弱,肾气衰退,导致肾气不足、脾肾两伤。在此基础上,若起居不慎,外邪入里,化热蓄毒;或外受湿热邪毒,入里蓄积,结于腰府,阻滞气机,久致痰凝血瘀。在脏腑功能失调的基础上和各种内、外致病因素的作用下,气血津液的运行失常,使脉络瘀阻,水湿凝聚,导致痰、瘀、毒内生,痰瘀毒邪互结于肾脏,聚而成积,发生肾癌。

扶正祛邪、标本兼治是治疗肾癌的基本原则。临床宜灵活采用益气活血、保肾壮髓、清热解毒、软坚散结等治法。常用基本方为孙光荣保肾抑癌汤,其方组成及化裁示例如下:

【君】　西洋参12g　生北芪12g　紫丹参10g——益气活血
【臣】　川杜仲12g　刀豆子12g　金毛狗脊12g——保肾壮髓
【佐】　菝葜根15g　猫爪草15g　山慈菇15g——软坚散结
【使】　赤小豆12g　车前仁10g　生甘草5g——补引纠和

针对症状增加的"三联专药组"示例:

咳喘不已——五味子、炙冬花、炙紫菀
小便余沥——菟丝子、金钱草、蒲公英
腰痛剧烈——鸡矢藤、延胡索、制乳没
癌块不散——净水蛭、地鳖虫、上肉桂

★论治乳腺癌的临证经验

乳腺癌是发生在乳腺腺上皮组织的恶性肿瘤,99%发生在女性,成为威胁女性身心健康的常见肿瘤,已成为当前社会的重大公共卫生问题。中医学无"乳腺癌"这一名称,从其发病及临床表现来看,可参考中医学之"乳岩""妒乳""乳毒""乳癖""乳品""乳疬""乳痰""乳石痈""石榴翻花发"等诊治。古代文献对此的论述很多,不仅对其病因、病机、有详细的记载,而且详尽阐述了与现代医学极其相近的乳腺肿瘤的形态学分类和临床诊治标准。如隋朝巢元方《诸病源候论》曰:"石痈者……,其肿结确实,至牢有根,核皮相亲,不甚热,微痛……如石。"宋代陈自明《妇人大全良方》曰:"若初起内结小核,或如搏棋子,不赤不痛,积之岁月渐大,巉岩崩破如熟石榴,或内溃深洞, ……名曰乳岩。"明代陈实功《外科正宗》曰:"忧郁伤肝,思虑伤脾,积想在心,所愿不得志者,致经络痞涩,聚结成核,初如豆大,渐如棋子,半年一年,二载三载,不痛不痒,渐渐而大,始生疼痛,痛则无解。日后肿如堆栗,或如覆碗,色紫气秽,渐渐溃烂,深者如岩穴,凸者如泛莲,疼痛连心,出血作臭,其时五脏俱衰,四大不救,名曰乳岩,凡犯此者,百人百必死。"

孙老认为,乳腺癌的基本病机是正虚邪实,肝、脾、肾脏腑功能失调、冲任失调、气血两虚为本,气机阻滞、血瘀痰凝、毒热积聚为标。在先天禀赋异常、脏腑亏损的基础上,外邪侵袭、饮食不节、七情内伤、药物影响及其他因素等多种致病原因共同作用于人体,引起气滞血瘀、痰凝、毒热之邪积聚于乳络,而形成乳腺癌(乳岩)。

根据上述病因病机、症状表现,孙老认为乳腺癌的治疗宜以补虚扶正、软坚散结、清热利湿解毒为基本治法,常用孙光荣护乳抑癌汤为基本方辨证论治,其方组成及化裁示例如下:

【君】　生晒参12g　生北芪12g　紫丹参10g——益气活血

【臣】　山慈菇12g　猫爪草12g　菝葜根12g——软坚散结

【佐】　川郁金10g　蛇舌草15g　半枝莲15g——解郁清热

【使】　丝瓜络6g　路路通10g　生甘草5g　——补引纠和

针对症状增加的"三联专药组"示例:

癌块坚硬——制鳖甲、京三棱、蓬莪术

疼痛剧烈——鸡矢藤、延胡索、制乳没

月经淋漓——生地炭、地榆炭、当归身

术后盗汗——龙眼肉、浮小麦、大红枣

★论治宫颈癌的临证经验

宫颈癌是最常见的一种妇科生殖器恶性肿瘤。中医古籍中,无"宫颈癌"病名,但根据其临床表现,散见于"崩漏""带下""癥瘕""胞门积结""阴疮"等门中。如《备急千金要方》妇人方下提到"崩中漏下,赤白青黑,腐臭不可近,令人面无色,皮骨相连,月经失度,往来无常,小腹弦急,或苦绞痛上至心,两胁肿胀,食不生肌肤,令人偏枯,气息乏少腰背痛连膝,不能久立,每嗜卧困懒"。《诸病源候论》说:"崩中之病,是伤损冲任之脉,冲任气虚,不能统制经血,故忽然崩下,谓之崩中。五脏皆禀血脉,五脏之色,随脏不同,伤损之人,五脏皆虚者,故五色随崩俱下。"

孙老认为,本病病机以正虚邪实为主,正虚冲任失调为本,邪实以痰、湿、瘀、热、毒为标。肝、脾、肾不足,冲任失调,七情损伤,五脏气血乖逆,气滞血瘀,或湿热毒邪内侵,滞留胞宫,邪毒积聚,痰瘀阻滞,日久而成宫颈癌。

根据上述病因病机、症状表现,孙老认为宫颈癌的治疗宜以补虚扶正、软坚散结、清热利湿解毒为基本治法,常用孙光荣养阴抑癌汤为基本方辨证论治,其方组成及化裁示例如下:

【君】 西洋参12g 生北芪12g 紫丹参10g——益气活血
【臣】 山慈菇15g 猫爪草15g 制鳖甲15g——软坚散结
【佐】 芡实仁10g 蛇舌草15g 半枝莲15g——清热利湿
【使】 川萆薢10g 路路通10g 生甘草5g ——补引纠和

针对症状增加的"三联专药组"示例:

阴道渗血——小蓟草、鱼腥草、白茅根
白带绵绵——煅龙骨、煅牡蛎、生薏米
白带腥臭——紫苏叶、蒲公英、鱼腥草
腰膝冷痛——川杜仲、刀豆子、熟附片

★论治卵巢癌的临证经验

卵巢癌是女性生殖器官常见的恶性肿瘤之一,发病率仅次于子宫颈癌和子宫体癌而列居第三位。中医学中并无"卵巢癌"的病名,根据其临床表现,可参考"积聚""肠蕈""癥瘕"等诊治。

孙老认为本病病机为正虚邪实。卵巢癌的发生主要多因外感六淫、七情内伤、饮食不节、房劳过度或生育产伤等致脏腑功能失调,气血不和,气机阻滞,痰湿凝结、瘀血内生,形成肿块;痰瘀日久或气郁日久化火,毒热内聚,与痰瘀互为因果,日久形成卵巢癌。

根据上述病因病机、症状表现,孙老认为卵巢癌的治疗宜以补虚扶正、软坚散结、清热解毒为治法,常用孙光荣护巢抑癌汤为基本方辨证论治,其方组成及化裁示例如下:

【君】 西洋参12g 生北芪12g 紫丹参10g——益气活血
【臣】 山慈菇10g 京三棱10g 制鳖甲15g——软坚散结
【佐】 土茯苓20g 蛇舌草15g 半枝莲15g——清热败毒
【使】 夏枯草10g 干漏芦10g 生甘草5g——补引纠和

针对症状增加的"三联专药组"示例:
阴道渗血——小蓟草、鱼腥草、白茅根
白带绵绵——煅龙骨、煅牡蛎、生薏米
白带腥臭——紫苏叶、蒲公英、鱼腥草
少腹胀痛——花槟榔、大腹皮、制香附

主要参考文献

1. 杨建宇,李彦知,孙文正,主编.明医薪传: 北京同仁堂中医大师孙光荣教授学术经验传承［M］.学苑出版社,2010.

2. 孙光荣.孙光荣释译《中藏经》［M］.中国中医药出版社,2014.

3. 郭明明,吴浩恺,孙文政主编.明医: 孙光荣教授走过来的七十年［M］.中国中医药出版社,2010.

4. 杨建宇,李彦知,张文娟,等.名老中医文化是中医药继续教育的重要内容——兼谈孙光荣教授人文学术思想［C］//中医药继续教育高峰论坛暨2009' 中华中医药学会继续教育分会年会论文选集.2009.

5. 孙光荣.论脏腑辨证 "虚实寒热生死逆顺" 八纲［J］.中国医药学报,1993,8(2): 4-7.

6. 孙光荣.华佗《中藏经》导读: 揩拭尘封明珠 解读医家宝典——试析《中藏经》其书与其学术经验［J］.中国中医药现代远程教育,2012,10(1): 3-16.

7. 杨建宇,李彦知,孙文正,等.孙光荣教授学术思想初探［C］//中医药继续教育高峰论坛暨2009' 中华中医药学会继续教育分会年会论文选集.2009 : 2239-2240.

8. 孙光荣.中医药文化核心理念初探［C］//中医药国际论坛.2009.

9. 杨木生.古代中和观的探研——略论先秦中和观的发展［J］.赣南师范学院学报,2001,(2): 46-48.

10. 王冬.古代 "中和" 观及其现实意义［J］.天津师范大学学报(社会科学版),2000,(2): 10-14,28.

11. 严世芸,陈丽云.中医学的思想原则—— "和"［C］//全国医史文献学科建设发展创新研讨会论文集.2010.

12. 田永衍,王庆其.《内经》"和" 思想研究概况［J］.中国中医基础医学杂志,2011,17(8): 821-822,824.

13. 温长路.中医药文化与中医学的中和观［J］.环球中医药,2010,3(1): 58-61.

14. 孙光荣.中和思想·中和辨治·中和组方——简述孙光荣中医临证之思路与方法［C］//第84届国医节庆祝大会暨第6届台北国际中医药学术论坛.2014.

15. 刘应科,孙光荣.形神是中医辨证要素的首要元素——中医辨证常用20个基本要素与形神的关系［J］.湖南中医药大学学报,2016,36（1）:1-9.

16. 国家中医药管理局《中华本草》编委会.中华本草［M］.上海科学技术出版社,1999.

17. 南京中医药大学.中药大辞典(第2版)［M］.上海科学技术出版社,2006.

18. 国家药典委员会.《中华人民共和国药典》(2010年版)［M］.中药医药科技出版社,2010.

19. 王国强主编.全国中草药汇编［M］.人民卫生出版社,2014.

20. 朱富华,杨志春,樊平.中医中药角药研究［M］.陕西科学技术出版社,2009.

21. 金丽.中医方剂角药与阴阳学说［J］.中医杂志,2013,54（8）:715-717.

22. 闫军堂,刘晓倩,马小娜,等.经方中"角药"的配伍应用特点［J］.中华中医药学刊,2013,31（2）:364-366.

23. 杨建宇,孙文政,李彦知,等.孙光荣教授临床善用"角药"经验点滴［J］.中国中医药现代远程教育,2011,9（2）:23-25.

24. 刘应科,孙光荣.以中和思想组方用药——遵循经方之旨,不泥经方用药［J］.湖南中医药大学学报,2015,35（9）:1-8.

25. 孙光荣.中医临床优势与核心理念暨孙光荣经方化裁心得［C］//全国经方临床应用高级论坛、中华中医药学会李时珍研究分会第六次学术大会暨河北省中医药学会皮肤病专业委员会第三次学术会议.2013.

26. 李彦知,杨建宇.孙光荣经方歌诀及化裁心得［C］//2013中医中药健康行全国中医药科普高峰论坛.2013.

27. 佚名.国医大师孙光荣的"九九自振操"［J］.家庭医药:就医选药,2016（2）:79-79.

28. 刘应科,孙光荣.中医临证四大核心理念之未病观［J］.湖南中医药大学学报,2016,36（7）.

29. 孙光荣.审辨变和 简验便廉 中医药治疗慢性病的特点及优势［C］//海峡两岸中医药发展与合作研讨会.2014.

30. 薛武更.调气活血抑邪汤理论基础及临床运用浅析［J］.中国中医药现代远程教育,2013,11（13）:143-145.

31. 李彦知,杨建宇,孙文政,等.孙光荣教授调气活血抑邪汤简述［J］.中国中医药现代远程教育,2011,09(4):11-12.

32. 薛武更,王兴,杨建宇,等.治咳莫忘祛湿热[J].中国中医药现代远程教育,2013,11(14):144-145.

33. 杨建宇,李彦知,张文娟,等.中医大师孙光荣教授中和医派诊疗胃肠病学术经验点滴[J].中国中医药现代远程教育,2011,09(14):129-133.

34. 翟磊.孙光荣教授运用中和思想诊疗中风的经验[J].国医论坛,2014,29(6):12-14.

35. 孙光荣主编.中风康复研究[M].中医古籍出版社,2000.

36. 刘应科,孙光荣.小儿咳喘病证辨治心悟[J].湖南中医药大学学报,2015(11):1-5.

37. 刘应科,梁琳,刘东,等.孙光荣教授对H7N9禽流感的认识及防控建议[J].中国中医药现代远程教育,2013,11(15):101-102.

38. 翁俊雄,杨建宇,李彦知,等.孙光荣教授运用中和理论诊疗妇科病学术经验点滴[J].中国中医药现代远程教育,2011,09(21):8-14.

39. 孙光荣.简论调理亚健康状态的原则、要领与方法[C]//全国中医药科普高层论坛.2009.

40. 王兴.国医大师孙光荣教授治疗妇科病的临床经验[J].中国中医药现代远程教育,2014,12(19):19-21.

41. 薛武更,孙光荣.孙光荣教授运用外治法治疗带下病的学术经验[C]//北京中医药学会2013年学术年会论文汇编.2013.

42. 刘军.农村已婚育龄期妇女带下病流行病学调查及其危险因素研究[D].成都中医药大学,2002.

43. 曾莉梅.自拟滋肾润燥汤治疗带下过少38例临床报告[J].广西中医药,1987,10(6):1-3.

44. 李蓓蓓.带下过少症的病机和证治初探[J].贵阳中医学院学报,1994,16(3):14-16.

45. 周媚.带下病历代文献及方药证治规律研究[D].广州中医药大学,2012.

46. 张瑾.清热化湿外洗方治疗湿热下注型阴道炎的疗效观察[D].南京中医药大学,2009.

47. 王和权.苦参百部黄柏汤冲洗坐浴治疗滴虫性阴道炎与念珠菌阴道炎380例[J].光明中医,2010,25(4):698.

48. 欧晓青.清带汤外用治疗老年性阴道炎52例疗效观察[J].湖南中医学院学报,2000,20(1):66.

49. 姜妮娜.中药坐浴治疗阴道炎46例[J].中国中医急症,2003,12(6):563.

50. 薛武更,杨建宇,李彦知,等.孙光荣教授带下病外治法的学术经验[J].中国中医药现代远程教育,2014,12(7):17-18.

51. 曾镛霏,杨建宇,李彦知.孙光荣教授中和思想治疗肿瘤之经验[J].中国中医药现代远程教育,2013,11(5):122-124.

52. 周岱瑜.临床中医肿瘤学[M].人民卫生出版社,2003.

53. 刘应科,孙光荣.肿瘤病症辨治心悟[J].湖南中医药大学学报,2016(3):1-4.

54. 丛明华,宋晨鑫,郑荣寿,等.2011年中国脑和神经系统肿瘤发病和死亡分析[J].中国肿瘤,2015,24(05):349-353.

55. 陈万青,郑荣寿,张思维,等.2012年中国恶性肿瘤发病和死亡分析[J].中国肿瘤,2016,25(1):1-8.

56. 陈万青,郑荣寿,曾红梅,等.2011年中国恶性肿瘤发病和死亡分析[J].中国肿瘤,2015,24(01):1-10.

57. 张爽爽,夏庆民,郑荣寿,等.中国2010年卵巢癌发病与死亡分析[J].中国肿瘤,2016,25(03):169-173.

58. 郑莹,吴春晓.中国75岁以上老年人胃肠道恶性肿瘤流行状况和发展趋势[J].中华胃肠外科杂志,2016,19(5).

59. 任建松,李倩,关鹏,等.中国2008年消化道常见恶性肿瘤发病、死亡和患病情况的估计及预测[J].中华流行病学杂志,2012,33(10):1052-1055.

60. 吕桂帅,陈磊,王红阳.我国肝癌研究的现状与前景[J].生命科学,2015(03):237-248.

61. Fan L; Strasser-Weippl K; Li JJ; St Louis J; Finkelstein DM; Yu KD; Chen WQ; Shao ZM; Goss PE.Breast cancer in China.[J].Lancet Oncology,2014,15(7):279-89.

62. 杜沛玲,方佳英,贾潇岳,等.1994—2013年中国女性乳腺癌流行病学特征[J].汕头大学医学院学报,2016(2).

63. 郑莹,吴春晓,张敏璐.乳腺癌在中国的流行状况和疾病特征[J].中国癌症杂志,2013,23(08):561-569.

64. 唐志柳,白洁,顾丽娜,等.2000—2010年我国前列腺癌和乳腺癌流行状况的系统性综述[J].中国肿瘤,2013,22(04):260-265.

65. 赵振威,李延江.肾细胞癌流行病学的研究进展[J].山东医药,2013,53(07):95-97.

66. 阮丽琴,李太原,周凤凤.不同年龄组的结直肠癌临床流行病学分析[J].实用临床医学:

江西,2016,17(4).

67. 郭金萍,朱琳,苏银霞,等.结直肠癌危险因素及临床流行病学特征研究[J].实用癌症杂志,2015(04):544-546.

68. 张玥,石菊芳,黄慧瑶,等.中国人群结直肠癌疾病负担分析[J].中华流行病学杂志,2015,36(7):709-714.